Liebe?

    Leidenschaft!

        Doppelleben!

Die Geschichte wurde völlig frei
erfunden. Jede Ähnlichkeit mit noch
lebenden Personen ist rein zufällig.

Gerda Gutberlet-Zerbe

Liebe?

Leidenschaft!

Doppelleben!

Bibliografische Information der Deutschen Nationalbibliothek:
Die Deutsche Nationalbibliothek verzeichnet diese Publikation in der
Deutschen Nationalbibliografie; detaillierte bibliografische Daten sind im
Internet über < http://dnb.d-nb.de > abrufbar.

© 2007 Gerda Gutberlet-Zerbe
Satz, Umschlagdesign, Herstellung und Verlag:
Books on Demand GmbH, Norderstedt
ISBN: 978-3-8334-8288-5

Er ist ein Blender und Charmeur dazu. Er versteht die Frauen nach allen Regeln der Kunst einzuwickeln. Er kennt sich in vielen Spielbanken aus, auch über den Ozean hinweg und die Spielhölle Las Vegas ist ihm bestens vertraut. Viele Länder rund um den Globus hat er bereist. Es gab Zeiten, da war er bettelarm und dazu einigermaßen hoch verschuldet. Er hat sein Studium abgebrochen und gleichzeitig seine Freundin in Hamburg ohne Rückticket verlassen. Er ist auf den berühmtesten Golfplätzen der Welt unterwegs und hat Handicap neun, aber er hat auch ein Handicap an seiner rechten Hand. Im Winterhalbjahr ist er auf den interessantesten Pisten der Welt beim Skifahren zu erblicken. Im Sommer braust er mit seiner 1200er BMW Cruiser durch die Lande. Er ist ein Visionär und hat ein Unternehmen in einer Marktlücke gegründet, aufgebaut und weiter entwickelt, das seinesgleichen sucht. Er hat Schrottautos gefahren, jetzt fährt er große Limousinen mit Innenausstattung einem Wohnzimmer gleich – sein Firmenwagen. Er hat gläserne Villen, umgeben mit riesigen Grundstücken, auf dem Lande stehen. Er hat eine intakte Familie, und er muss übers Wochenende geschäftlich verreisen!? Hat er seit Jahren eine Freundin? Liebe, Leidenschaft, was treibt ihn. Wird er jemals glücklich werden?

Ich spreche von Rocky, meinem gut aussehenden, blonden Schulfreund mit stahlblauen, blitzenden Augen. Rocky hat weder einen Bruder noch eine Schwester kennen gelernt. Er hat zuhause alles durchgesetzt, er ist rast-, ruhelos und trifft einsame Entscheidungen.

Eines Tages traf ich ihn, nach vielen Jahren, im Supermarkt unserer Kreisstadt, und er war sichtlich erfreut und umgarnte mich ad hoc mit seinem Charme: »Blendend schaust du aus«, wie er halt so ist ... Aber ich wusste, dass ich heute besonders gut aussah mit meinem neuen roten, dezent-weiß gestreiften Hosenanzug und einem schwarzen T-Shirt mit Krönchen-Stickerei à la Victoria Beckham, den ich mit meinem Coach in der letzten Woche ausgesucht hatte, und ich nahm deshalb allen Mut zusammen und antwortete: »Danke, ich bin gut!« Auch diese Antwort hatte ich von meinem Coach gelernt, und wollte nun sehen und hören, was ein Casanova darauf antwortete. Deshalb beobachtete ich ihn besonders aufmerksam. Er stutzte, legte seine Stirn in viele Falten, schaute mich an, glättete sie wieder und erwiderte: »Du bist ja schlagfertig geworden, wenn ich noch an unsere Schulzeit denke, da warst du völlig unauffällig und hattest nur Lernen im Kopf. Natürlich habe ich dich dafür oft bewundert und deine Leistungen waren ja auch brillant, aber das war eben nie meine Welt.« Ich beobachtete weiter, dass er seine rechte Hand immer etwas verdeckt hielt und er gestikulierte mit der linken Hand und klopfte mir damit viel sagend auf die Schulter. Ich dachte mir, er benutzt immer die linke Hand, und ich erinnerte mich, dass ich einmal gelesen hatte, das ist die Gefühlshand. Also es passte absolut in mein Bild von ihm als gefühlvollem Blender.

Er stellte mir dann seine Ehefrau und seinen kleinen Sohn im Buggy vor, die von der anderen Seite der Regale auf uns zusteuerten. Plötzlich ein ungereimtes Spektakel. Ein älterer Herr rief wutentbrannt: »Da ist er ja, der Verbrecher!« Ich war einigermaßen entsetzt und antwortete schnell: »Lieber Herr, lassen Sie uns einfach in Ruhe!« Dann sprach er weiter: »Sie können einem ja auch nur leidtun, Sie bekommen noch ihr Fett weg« und war so schnell verschwunden, wie er plötzlich aufgetaucht war.

Ich wandte mich an Rocky: »Kennst du diesen Mann und was soll das bedeuten?« Seine schlanke, attraktive Ehefrau lief indessen ans Ende der Regale, um dort noch einige Sachen zu holen und erinnerte gleichzeitig an einen Termin um 19.00 Uhr. Als sie sich umgewandt hatte, steckte er mir seine Visitenkarte zu und sagte: »Wir telefonieren miteinander und ich gebe dir dann eine Erklärung, okay?« Ich war ein wenig verdutzt und verabschiedete mich eilig mit den Worten: »Ja, ja, ist schon gut, tschüs.« Dann wandte ich mich noch einmal um, weil er am Regal herumfuchtelte und vor sich hin brummelte, dabei sah ich, dass seine rechte Hand undefinierbar steif und kaum Finger hatte und mir war jetzt ganz klar, warum er diese immer ein wenig versteckt gehalten hatte.

Ansonsten, dachte ich, ist Rocky doch immer noch der Alte geblieben, trotz seines neuerlichen Handicaps. Denn er war ja zu Schulzeiten schon der größte Casanova, und ich dachte weiter, sitzt er nun brav auf dem Ehesofa? Konnte diese junge Frau, die mir einen ehrlichen, offenen und sehr seriösen Eindruck vermittelte, den Tiger wirklich zähmen?

Natürlich rief ich ihn nie an, was sollte ich auch mit ihm? Ich hätte jetzt zwar ein bisschen Abwechslung gut gebrauchen können, meine Ehe war gerade geschieden worden, und es schmerzte noch sehr, aber er war ja Ehemann. Wenn er etwas erzählte und das kam in der Schule immer öfter vor und daran erinnerte ich mich lebhaft, war es selten die Wahrheit und zudem fantasievoll ausgeschmückt, aber so ist er halt …

Selbstverständlich hätte ich auch gerne gewusst, was dieser Herr mit »Verbrecher« meinte. War Rocky mit dem Gesetz in Konflikt geraten oder welche Erklärung gab es dafür? Rocky nahm es zwar mit der Wahrheit nie so genau, aber mit dem Gesetz in Konflikt, das konnte ich mir nun auch wiederum nicht vorstellen.

Szenenwechsel

In den nächsten Jahren wechselte ich mehrere Male meinen Arbeitsplatz, weil ich mich dadurch finanziell verbessern und endlich aus der Position Sekretärin in eine Sachbearbeitung und Abteilungsleitung wechseln konnte. Ich führte nach meiner Ehescheidung ein abwechslungsreiches Leben und hatte mir systematisch einen ganz neuen Freundeskreis aufgebaut, eine kuschelige Dreizimmerwohnung und mein Leben interessant eingerichtet. Natürlich hätte ich gerne wieder einen verlässlichen, feurigen Mann an meiner Seite gehabt, aber ich war »gebranntes Kind« und mein alter Freund Werner wäre durchaus eine Möglichkeit, doch jetzt auf keinen Fall. Ich wollte meine Freiheit erst einmal genießen. Ich wollte erleben, was das Leben noch Interessantes und Prickelndes zu bieten hat!

Mit Werner, das waren keine wirklichen »Schmetterlinge im Bauch«. Er war ein richtiger Freund und er half mir als Handwerker, wo er konnte. Er war handwerklich/kaufmännisch sehr begabt und wollte sich selbstständig machen und ich sollte ihm den schriftlichen Kram dabei mit erledigen. Ich wollte es aber nicht, denn ich kannte das alles aus meiner so kläglich gescheiterten Ehe. So besuchte ich diverse Schulungen, um mich weiterzubilden, und entschloss mich eines Tages, noch ein Studium der Betriebswirtschaft in Abend- und Samstagslehrgängen draufzusetzen, auch um meine Position in der Abteilungsleitung zu festigen, denn inzwischen war ich um die dreißig Jahre geworden.

Ich wollte mit dem Winterhalbjahr beginnen und eigentlich war das Semester bereits mit der entsprechenden Teilnehmerzahl ausgebucht und so landete ich auf einer Warteliste. Eines Tages erhielt ich den ersehnten Anruf, dass jemand abgesprungen sei und ich könnte den frei werdenden Platz belegen. Ich war überglücklich und Werner einigermaßen sauer. Aber das störte mich nicht, ich ging meinen Weg.

Der Start der Ausbildung begann an einem Mittwochabend, Ende September. Ich hatte mich um einiges verspätet, weil in der Firma noch allerhand los war. Abgehetzt fand ich schließlich den Raum auf dem langen Gang, aber die Tür stand noch offen und meine Aufregung über die Verspätung legte sich etwas. Als ich im Türrahmen fragend stand, sagte der Dozent: »Wenn Sie das Semester BWL suchen, dann sind Sie hier richtig, ganz hinten ist Ihr Platz noch frei.« Eilig und nur oberflächlich schaute ich über die rechten Tischreihen. Aber da war doch Rocky, seine blitzenden blauen Augen streiften mich und ich hatte Mühe, cool zu bleiben. Ich war mehr verdutzt, ja es war mir einen Moment unangenehm. Ich dachte verärgert: »So ein Mist, warum ist dieser Platz nur für dich freigeworden?« Ich nahm hastig meinen freien Platz ein und der Dozent gab einige einführende Worte und ließ die Anwesenheitsliste herumgehen. Ich packte mein Schreibmaterial und Block aus und sah, wie er sich umwandte und mir mit der linken Hand zuwinkte und »Hallo« sagte. Ich schaute ihn gar nicht richtig an und erwiderte nur: »Hallo.« Aber so ist er halt …

Der Dozent begann sogleich mit einer Einführung, und ich versuchte mich mehr schlecht als recht zu konzentrieren, was mir dann aber doch gelang, und ich hatte den Faden gefunden. Ich hatte nachhaltig die »Schmetterlinge« abwehren können, und ich dachte, jetzt wird alles gut, du willst ja diesen Lehrgang erfolgreich abschließen. Letztlich hängte meine gesicherte Abteilungsleitung davon ab.

Und tatsächlich in der Pause um 20.00 Uhr, ich hatte einen »kühlen Kopf«, und ich glaube, das hatte sich auch auf Rocky ausgewirkt. Wir führten ein sehr nüchtern sachliches Gespräch, eher freundschaftlich und vertrauensvoll. Er erzählte mir, dass er sich selbstständig machen und deshalb erst die BWL-Semester hinter sich bringen wolle. Ich dachte nur, schon wieder jemand, der sich selbstständig machen will, das kennst du doch.

Er gab mir jetzt eine Erklärung zu dem Zwischenfall im Supermarkt und dass es sich um den Vater seiner verflossenen Freundin, Susi, gehandelt habe. Die Freundin habe ihn mit einer Festhaltetaktik derart erdrückt und so sei er kurzerhand ausgezogen und habe sie in Hamburg einfach alleine zurückgelassen. »Ich gebe zu, es war schon ein bisschen Sch …. , aber was sollte ich machen, wenn die Schmetterlinge verflogen sind?«, und blitzte mich wieder mit seinem stahlblauen Augenpaar an. »Und jetzt bist du verheiratet und hast einen kleinen Sohn?«, lenkte ich ab. »Ja, Marco, und ich habe eine wunderbare Frau gefunden, mit viel Temperament, humorvoll, blitzgescheit und hat unsere Finanzen total im Griff«, und dabei blitzte er mich wieder an, »und ich bin sicher«, fuhr er fort, »sie, ich meine, wir lieben uns über das alles hinaus. Wir haben draußen auf dem Lande ein Haus, ganz nach unseren Vorstellungen gebaut und das war alles nicht leicht.« Dabei wurde er plötzlich etwas erregt und Röte schoss ihm ins Gesicht: »Wie du sicher gesehen hast, an meiner rechten Hand …, ein Unfall mit meinem Motorrad und dabei hatte ich großes Glück, ich hätte mausetot sein können. Gerade waren wir eingezogen, da musste ich deswegen eine Umschulung vornehmen und das Geld war sehr, sehr knapp. Aber Trixi hat das mit wachsendem Erfolg gemeistert. Da habe ich manchmal gestaunt, wie man so erfolgreich wirtschaften kann. Weißt du, Regina«, und er wurde plötzlich sehr vertraut: »Ich hatte aus meiner Junggesellenzeit eine Menge Schulden mit in die Ehe gebracht, die ich Trixi zunächst erfolgreich verheimlichen konnte. Wir haben in Las Vegas im Sturm der Gefühle geheiratet und nur nachhause geschrieben: Just married! Inzwischen aber habe ich es zum Prokuristen im Unternehmen gebracht, doch ich habe noch Visionen und Trixi zieht da natürlich vollkommen mit. Meine Kontakte knüpfe ich schon, und ich glaube, es kann eine gute Sache werden. Doch mehr kann ich dir noch nicht verraten.«

Die Glocke schrillte plötzlich widerlich und ermahnte, dass die Pause zu Ende war.

Zunächst hatte ich Mühe, den Ausführungen des Dozenten zu folgen, weil meine Fragen zu dem Gespräch mit Rocky mich immer wieder ablenkten: Stimmte das wirklich, was Rocky da erzählt hat und warum erzählt er es mir? Aber ich wollte jetzt nicht weiter darüber nachsinnen, mein Ziel war, die BWL-Semester mit gutem Erfolg abzuschließen, und so fand ich schließlich den roten Faden wieder.

Am Ende des Unterrichts, so gegen 22.00 Uhr, war ich total erschöpft und Rocky wollte mit mir noch einen Absacker trinken gehen. Das lehnte ich aber entschieden mit den Worten ab, dass ich morgen um 5.00 Uhr aufstehen müsse und er sicher auch. Mein Verstand war jetzt nüchtern, klar und mit »hundegebissenresistenten« Gefühlen ließ ich Schmetterlinge erst gar nicht aufkommen. So verabschiedeten wir uns schnell, und er klopfte mir dabei fast kumpelhaft wieder auf die Schulter.

Es vergingen viele Monate in den BWL-Semestern und der Abschluss rückte näher und näher. Auch Rocky hatte Interesse daran, den Abschluss so gut wie möglich hinter sich zu bringen, wie er mir immer wieder versicherte und seine Leistungen waren durchaus danach, ganz anders als noch zu Schulzeiten. Samstags nach dem Unterricht gingen wir öfter in die Disco, wo das Leben in unserer Kreisstadt pulsierte. So sah ich viele alte Bekannte und

Rocky rückte mir nicht mehr so auf den Pelz. Hatte er das Jagen nach mir aufgegeben? Immerhin war er ja »glücklich« verheiratet, wenn man seinen Ausführungen glauben mochte, und hatte die Spießeridylle als neues Familien-Biotop entdeckt.

Jedenfalls war mein Kopf zum Lernen und Arbeiten jetzt völlig frei und es machte mir viel Spaß.

Aber das Jagen aufgeben, das war dann doch nicht seine Art. Seine Verführungskünste waren so charmant, dass er immer jemanden an der Angel führte, und ich beobachtete es mit Abstand und dachte, was treibt diesen Mann bloß? Warum ist er so unersättlich und ruhelos? Was fehlt ihm oder ist das nur sein Charakter?

Nach dem erfolgreichen Abschluss lud er mich zu seiner Gartenparty an einem Sommerabend zu sich nachhause ein. Dabei hatte ich Werner als Partner mitgenommen. Wir kamen vor einem recht eigenwillig erbauten Haus am Dorfrand eines kleinen Ortes an, mit freiem Blick auf einen weiter entfernten Waldzug. Die erzkatholischen Bewohner sprachen wohl zu Anfang wegen des ungewöhnlichen Baustils von der »evangelischen Kirche«, ließ mich Rocky stolz wissen. Ja, es ist schon etwas Besonderes dieses raffinierte Haus, stellte ich fest.

Rocky hatte mich äußerst charmant mit einer Umarmung begrüßt und Werner war ein wenig verdutzt. Er stellte mich leicht verstimmt zur Rede: »Was hast du für eine Verbindung mit diesem Rocky?« Ich erklärte ihm verärgert, dass ich ihm jetzt keine Antwort darauf gäbe, ich würde ihm morgen alles erklären.

Seine blitzgescheite Ehefrau hatte diverse Salate prächtig und wohlschmeckend hergerichtet, während Rocky das Grillen von Lammlachsen und verschiedenen anderen köstlichen Fleischsorten übernommen hatte. Es gab einen köstlichen »Barolo« der Sonderklasse. Aber so ist er halt … Er versteht sich darzustellen und das nicht nur vor der Frauenwelt.

Während ich mich interessant mit seiner Ehefrau unterhielt, beobachtete ich plötzlich, wie er unter dem Tisch mit einer entfernt sitzenden, besonders hübschen Dame mit den Beinen »kommunizierte« und über dem Tisch gestikulierte. Es war wohl eine junge, attraktive Nachbarin, wie ich später hörte. Dann schob er eine Visitenkarte rüber mit der Bemerkung: »Meine neue Selbstständigkeit.« Seine Ehefrau war etwas irritiert, sprach ein paar Worte mit ihm, aber er ließ sich davon nicht sichtlich beeindrucken oder zügeln, sondern machte einfach sein Ding weiter. Also doch ein besonders schwieriger Charakter, dachte ich. Dann bat seine Ehefrau ihn, den Sohn Marco, der raffiniert und pfiffig zwischen uns rumwuselte, ins Bett zu bringen, was er einsichtig tat.

Ich unterhielt mich derweil sehr vielsagend mit seiner Frau Trixi, die stets den Überblick behielt und witzige Pointen einzuwerfen verstand. Sie stellte sich völlig gelassen, sympathisch, freundlichfröhlich ohne protzendes Gehabe dar und erzählte mir, dass ihr Sohn jetzt in den Kindergarten gehe und sie wieder halbtags arbeite. Der Großvater hole ihn mittags ab, die Großmutter habe gekocht und wenn sie von der Arbeit komme, nehme sie Marco wohlversorgt mit nachhause. Das sei eine gute Sache und abends, wenn Rocky nachhaus komme, habe sie für alle ein richtiges Menü parat. Sie erschien mir als sehr fleißige, auch versierte Hausfrau mit Liebe zum Detail. Schicke, selbst gehäkelte Gardinen dekorierten das Terrassentürelement besonders hübsch. Der Wohnbereich war durch einen Kamin unterteilt und die Räumlichkeiten wirkten sehr ansprechend und modern. Ich war einigermaßen erstaunt. So hatte ich es mir bei Rocky wahrlich nicht vorgestellt. Aber die Menschen entwickeln sich und natürlich sitzt er jetzt brav auf dem Ehesofa, war mir plötzlich bewusst!?

Dann machte Trixi für ihre Gäste nach Abfrage noch einen Espresso mit einer kleinen besonderen Süßigkeit von Nespresso. Wir wurden also richtiggehend verwöhnt an diesem lauen Sommerabend.

Bald war es für uns »time to go«. Werner und ich verabschiedeten uns und waren auch schon verschwunden, ehe Rocky uns noch eine Abschiedsrede halten konnte. »Halt«, rief er und führte uns durch den Keller, um sein Motorrad, die 1200er BMW Cruiser, noch zu zeigen, was Werner natürlich begeisterte. Die beiden hatten sich zuvor über dieses Geschoss unterhalten, was ich nicht mitbekommen hatte, weil ich mit seiner Trixi Unterhaltung führte. Er erzählte, dass Trixi und er an schönen Wochenendtagen oft einen Ausflug unternehmen, natürlich beide mit besonderer Motorradlederbekleidung, und Marco bliebe dann bei den Eltern oder Schwiegereltern. Werner wandte sich an mich mit der Bemerkung: »Toll, aber du hast vor solchen Ausflügen ja eher Panik!« »Tatsächlich ist Motorradfahren der Horror schlechthin für mich. Fast panische Angst überkommt mich in der Kurvenlage und das ist für Werner natürlich eher eine Tortour. Daher habe ich es ganz aufgegeben, mich überhaupt noch aufs Motorrad zu setzen«, warf ich in die Unterhaltung, an Rocky gewandt, ein. »Schade«, entgegnete Rocky, »zu gerne wäre ich mal mit dir über die Lande gedüst.« Werner ging dann zur Tür: »Los, jetzt müssen wir aber nachhause, es wird Zeit!« Als Werner sich umdrehte, nahm Rocky plötzlich meine Hand und gab mir einen Handkuss und da war es wieder, das Blitzen in seinem Augenpaar. Aber so ist er halt … Strahlemann nach allen Regeln der Kunst, wie sollte ihm da die Frauenwelt nicht zu Füßen liegen, dachte ich und eilte nach draußen, denn Werner saß bereits im Wagen.

Auf der Nachhausefahrt hatten Werner und ich noch Gespräche über diesen Partyabend. Werner war mehr als begeistert von den Visionen, die Rocky in puncto »Selbstständigmachen« hat und dass seine Vorstellungen sehr versiert seien und bis ins Kleinste durchdacht und geplant. »Da hat Rocky sicher ein gutes Stück Zukunft vor sich«, meinte Werner zur mir, »und ich träume auch davon, ich habe auch meine konkreten Vorstellungen, ich meine, ich bin ja schon mittendrin. Kannst du übrigens morgen mit mir Büroarbeiten tätigen?« »Da gibt es Sachen zu erledigen, die beherrschst du sicher besser, ich tue mich eher schwer dabei.« Natürlich willigte ich ein, weil sich seit geraumer Zeit meine Gefühle zu Werner grundlegend geändert hatten und ich meine theoretischen Kenntnisse von Unternehmensführung nun praktisch umsetzen konnte. Werner und ich waren plötzlich ein tolles Team. Es machte mir richtiggehend Spaß, mit ihm zusammenzuarbeiten und meine Ideen konkret in die Geschäftsführung mit einbringen zu können. Aber wir rasselten auch manches Mal knallhart aneinander und jeder wollte dann seine Vorstellungen durchdrücken.

Werner hatte sich inzwischen die mittelgroße Schreinerei-Werkstatt auf Rentenbasis von seinem alternden, kinderlosen Chef in unserer Kreisstadt gekauft und der ehemalige Besitzer zog sich mehr und mehr zurück; nur bei der Möbelfertigung wollte er sich noch betätigen und sein Know-how weiter mit einbringen, denn das war seine Leidenschaft. So überließ Werner ihm weitgehend diesen Bereich und befasste sich intensiver mit der Fenster- und Türenfertigung, die er gerade auf Stahlbau als zweites Standbein aufstockte. Gegebenenfalls noch Wintergartenbau hinzunehmen, war seine Vorstellung und das Bürotechnische war für mich schon eine größere Herausforderung. Dabei trug ich mich mit dem Gedanken, meine Tätigkeit auf sechs oder sieben Stunden täglich zu reduzieren, um bei Werner intensiver mit einsteigen zu können. Das gelang mir innerhalb des nächsten Jahres. Ich erhielt in der Abteilung einen tüchtigen jungen Mitarbeiter, und wir machten sozusagen Job-Sharing, was vorbildlich funktionierte und zum Beginn des neuen Jahres konnte ich nochmals eine Stunde reduzieren, was sich für mich als nahezu ideal herausstellte, zumal eine Gehaltserhöhung fast den bisherigen Lohn garantierte.

Werner machte eine fantastische Entwicklung in der Stahlbaufertigung, wobei der Möbelbereich allerdings mehr und mehr zurückgefahren wurde beziehungsweise sich erübrigte.

Dann eines Tages erklärte mir Werner: »Du, ich habe hier ein interessantes Angebot von einem Architekten aus unserer nächstgelegenen Großstadt bekommen. Ein Bürogebäude in Stahlbeton mit rundum Glasbau. ICKOR heißt das Unternehmen, kennst du die Firma?« Nein, ich kannte sie nicht, aber Werner und ich machten uns getrennt an eine intensive Angebotserstellung. Den Auftrag wollte Werner haben, das war seine Spezialität und wir gingen mit ganz spitzem Bleistift daran. Wir rechneten mit Unterbrechungen sehr sorgfältig drei Tage lang. Dann beschloss Werner zuvor noch mit dem Architekten einen Baustellentermin zu vereinbaren, weil er vor Ort die Gegebenheiten zur Sicherheit prüfen wollte. Zwei Tage später fand der Vor-Ort-Termin statt. Ich fuhr mit Werner zur Baustelle, etwa 60 km weit entfernt. »Vier Ohren und Augen hören, sehen besser«, meinte Werner.

Von Weitem erblickten wir auf der Baustelle zwei Herren, näher herangekommen, meinte ich Rocky zu erkennen und mein Herz rutschte mir fast in die Hose. »Du«, sagte Werner, »sehe ich richtig, spaziert dort nicht Rocky herum?« »Ich glaube ja«, erwiderte ich, und wir stiegen aus dem Auto aus. Der zweite Herr kam auf uns mit den Worten zu: »Sie sind sicher Herr Nomis, mit dem ich verabredet bin. Ich bin der Architekt Wilhelm für das Bauvorhaben ICKOR, dort drüben ist der Bauherr«, und zeigte mit der Hand links rüber. In diesem Moment wandte sich Rocky um und kam mit seinen stahlblauen funkelnden Augen und fröhlichem Gesicht auf uns zu. »Ihr beide, was für ein Zufall.« Wir begrüßten uns und Rocky erzählte, dass sein angemietetes Büro in der Kreisstadt keine weiteren Expandierungsmöglichkeiten hätte und er sich deshalb entschlossen habe, ein eigenes Bürohaus hier zu bauen. »Seit wie vielen Jahren haben wir uns nicht mehr gesehen?«, fragte Werner. »Das sind genau drei Jahre her, und ich beschäftige zurzeit fünfzehn Angestellte«, entgegnete Rocky forsch. »Alle Achtung«, meinte Werner und wandte sich dem Architekten zu, der inzwischen signalisierte, dass er nicht mehr sehr viel Zeit habe, weil er hier schon viel zu lange aufgehalten worden sei. Werner besprach die Details mit dem Architekten und ich hörte ebenfalls aufmerksam zu, wobei Rocky immer versuchte erklärend und wichtig hineinzureden. »So ist er halt …«, dachte ich und schaute ihn ein wenig maßregelnd an, was er gar nicht haben konnte und worauf er leicht gereizt reagierte. Der Architekt versuchte ihn in seiner ruhigen Art mit einzubinden und entschärfte damit das ganze Prozedere. Werner und der Architekt waren sich bald einig geworden und Werner antwortete dann ganz keck: »Das ist aber ein Millionenprojekt, das ist Ihnen ja klar?« »Aber darüber darf es auf gar keinen Fall liegen, eher bei 900.000 und darunter, wenn Sie eine Chance haben wollen«, antwortete der Architekt. Das waren natürlich klare Worte und Werner erwiderte: »Okay, wir werden rechnen und weitersehen!« Werner steckte dann eine neuere Zeichnung ein, die der Architekt ihm aushändigte. Rocky sah auf die Uhr und meinte mit blitzenden Augen: »Ich habe gleich noch einen Termin«, und war fast wie ertappt in seiner großen silbermetallic Mercedes-Limousine verschwunden. Werner und ich sahen uns verdutzt an und sicher hatten wir beide den gleichen Gedanken! Der Architekt reichte uns zur Verabschiedung die Hand mit der Bemerkung: »Ich könnte mir vorstellen, mit Ihnen zusammenzuarbeiten, ich habe von guten Referenzobjekten gehört, aber die Zahlen müssen trotzdem stimmen«, und wandte sich seinem Auto zu.

Auf der Fahrt zurück unterhielten wir uns über das interessante Projekt und Werner sagte mit Nachdruck, dass er das Projekt gerne ausführen möchte. Es wäre sein viertes in dieser Größenordnung und er brauche natürlich immer noch Referenzobjekte.

Seine Kalkulation lag bei 970.000 mit einigermaßen Puffer und es stellte sich die Frage für ihn, gleich mit 920.000 oder 950.000 daran zu gehen. Ich riet ihm zu 950.000 DM, denn es seien einige Risiken zu berücksichtigen, auf die ihn der Architekt doch aufmerksam gemacht habe. »Ja, eigentlich hast du Recht«, antwortete Werner, »aber ich werde nochmals aufgrund der Gegebenheiten, die mir nicht bekannt waren, eine Feinkalkulation durchführen und möchte es morgen Nachmittag mit dir durchsprechen, hast du Zeit?« Ich entgegnete: »Ich habe morgen allerdings eine neue Sache anzupacken, aber ich glaube, mein Kollege könnte es zu Ende bringen, damit ich um 16.30 Uhr pünktlich bei dir sein kann, nach meinen Planungen könnte es also passen.« Dann waren wir auch schon vor meiner Wohnung angekommen, ich verabschiedete mich mit einem innigen Kuss und erreichte erschöpft meine Wohnung.

Als ich gegen 22.00 Uhr zu Bett gegangen war, gingen mir noch viele Gedanken bezüglich des Projekts »ICKOR« durch den Kopf. Es war schon gigantisch, was Rocky nach drei Jahren Selbstständigkeit erreicht hatte. ICKOR, dachte ich, heißt das nicht umgedreht Rocki. Tatsächlich schien mir, dass er durch und durch Visionär ist und mutig die Zukunft seines Unternehmens plant und durchführt. Er war einfach ein unerschrockener Geschäftsmann, was ich ihm mit Rückblick auf seine Vergangenheit niemals zugetraut hätte, und ich war mir sicher, da steht eine starke Ehefrau dahinter. Das Bild, das ich von seiner Trixi durch die intensiven Gespräche vor drei Jahren gewonnen hatte, passte wie ein Puzzle zusammen. Nichtsdestotrotz, ich hatte so meine Bedenken, denn eine gewisse Großspurigkeit konnte ich durchaus erkennen, und ich dachte auch daran, inwieweit übernimmt er sich? Wichtig ist für uns, für Werner, dass für gute Arbeiten auch gutes Geld fließt, alles andere ist letztlich untergeordnet.

Werner erklärte mir am nächsten Abend, dass er mit ca. 950.000 DM in das Angebot einsteigen wolle, aber mit der Zusatzleistung, die Südseite der Glasfassade als getöntes Sonnenschutzglas anzubieten, was nicht unbedingt im Angebot gefordert ist, aber Werner für unbedingt wichtig erachte und damit habe er sich Spielraum geschaffen. Falls dann eine rundum getönte Glasfassade gefordert würde, könne er pokern und alles für 950.000 DM anbieten. Ich fand dies als einen genialen Schachzug und Werner wollte das Angebot nun in dieser Woche persönlich bei dem Architekten abgeben und nochmals ein Gespräch erbitten und war bereit, 100 km in sein Büro zu fahren. Wir waren uns einig, dass dies eine gute Strategie sein könnte. Gesagt, getan und Werner erhielt schließlich am Donnerstag der gleichen Woche einen Termin im Büro des Architekten, aber leider konnte ich aus Zeitgründen nicht mitfahren.

Abends, gegen 20.00 Uhr kam Werner freudestrahlend noch bei mir vorbei: »Du, es sieht gut für mich/uns aus, unsere Strategie ist aufgegangen. Ich konnte den Architekten für mein Angebot begeistern, und er wolle es mit Rocky noch durchsprechen. Ich erhalte in der nächsten Woche Nachricht von ihm.« Ich war begeistert und wir gingen noch etwas gemeinsam im Städtele essen. Wir entschieden uns für ein italienisches, relativ neues, kleines Gourmet-Speiselokal mit abgeteilten Sitzecken und schummerigem Licht in der Altstadt. Wir genossen zwei volle Stunden bei leichter Musik und hatten uns vieles zu erzählen, auch über unsere Zukunft, die sich Werner sehr konkret vorstellte. Aber ich bremste ihn hin und wieder ein bisschen aus, »ich brauche noch Zeit«, entgegnete ich ihm. Dann war es 22.30 Uhr und ich eilte schnell zur Toilette. Als ich zurückging, sah ich ein verliebtes Pärchen in der Nische turtelnd und küssend mit sich genug und versunken. Ich schaute etwas näher hin; doch halt, das war doch Rocky mit unserer blonden Hedwig, die Abteilungsleiterin für die gewerblichen Mitarbeiter. Die beiden waren so leidenschaftlich miteinander beschäftigt, dass ich unbemerkt vorübereilen konnte.

Ich signalisierte Werner: »Komm lass uns schnell gehen, ich erkläre dir alles draußen.« Da Werner bereits gezahlt hatte, eilten wir von dannen.

Ich erzählte Werner fassungslos: »Was meinst du, wen ich drüben in der separaten Ecke erblickt habe, Rocky und unsere Hedwig aus der gewerblichen Abteilungsleitung. Die blonde, zierliche Hedwig ist seit einigen Jahren geschieden, bewohnt eine Eigentumswohnung und hat den Ruf, sich durch diverse Betten bis in die Abteilungsleitung in unserem Unternehmen hochgedient zu haben. Auch solchen dummen Gerüchten zum Trotz, habe ich mich gleich entschlossen, die BWL-Semester zu absolvieren, um als geschiedene Frau einer Gerüchteküche weitgehend mit Können und Sachverstand zu begegnen. Vielleicht kannst du jetzt meine Entscheidung besser verstehen. Ich weiß natürlich nicht, ob das stimmt mit den Gesprächen um Hedwig, ich bin ja noch nicht so lange im Unternehmen, aber an Gerüchten ist natürlich immer etwas Wahres dran. Ich kenne sie nur als sehr versierte, überaus fleißige Mitarbeiterin, die aber mit Männern brillant umzugehen versteht und es sollte mich nicht wundern, wenn Rocky eines Tages, wenn ihre Schmetterlinge verflogen sind, eine Retourkutsche wegstecken muss. Rocky und Hedwig schienen mir total verliebt und vertraut und sicher weiß seine Ehefrau nichts davon, das sind wohl seine eiligen Termine! Aber so sind sie halt, die Männer …«, und blickte Werner an, um seine Mimik zu erforschen. »Darauf kann ich dir nur antworten, Rocky ist ein ganz anderer Typ als ich, das dürfte dir ja inzwischen klar sein.« »Ja, natürlich, das weiß ich seit Schulzeiten«, und gab Werner einen herzlichen Kuss auf seine rechte Wange. Er schaute mich warmherzig verliebt und viel sagend kurz an, weil er gerade den Wagen in eine nicht ungefährliche Kurve steuerte.

Vor meinem Zuhause angekommen, verabschiedeten wir uns nach einem sehr glücklichen Abend mit herzlichen und innigen, fast leidenschaftlichen Küssen und mehr … aber die Verabschiedung dauerte nicht allzu lange, da der Morgen ja nur noch ein paar Stunden hin war, und wir mussten beide wieder früh raus.

Am nächsten Tag begegnete ich Hedwig am Flur und schaute sie etwas intensiver und versonnen an. »Ist was, Frau Döring?«, fragte sie keck und blieb vor mir stehen, um mir Unterlagen zu übergeben. »Guten Morgen, nein, ich bin nur ein wenig in Gedanken versunken, denn der Tag wird heute sicher hektisch für uns alle«, entgegnete ich wie aus einem Traum erwacht, bedankte mich für die Unterlagen und war auch schon in der Tür verschwunden.

Zum ersten Mal störte es mich, dass ich mit meinem geschiedenen Namen »Döring« angeredet wurde, und ich beschloss, diesen Namen umgehend loszuwerden, ich wollte wieder meinen Mädchennamen annehmen und diesen immer behalten. Dabei war mir auch klar, dass ich eines passenden Tages wieder heiraten wollte. Denn ich war ja erst Anfang dreißig und konnte mir nicht vorstellen, ohne Familie durchs Leben zu gehen, auch wenn es nur ein Kind werden sollte. Im Gegensatz zu Hedwig hatte ich mir keine Eigentumswohnung gekauft, ich wollte erst einmal meine Entwicklung abwarten und in einem Hochhaus wollte ich mich schon gar nicht als Eigentümerin etablieren. Immerhin war es im Miethaus eher hellhörig, aber ich war ja die meiste Zeit ohnehin nicht in der Wohnung.

Jedenfalls rief ich nachmittags gleich bei der Stadt an und fragte mich wegen meiner Namensänderung durch. Das sei eine ganz unproblematische Sache und zahlen könne man es sozusagen aus der Portokasse. Aber ich müsse persönlich erscheinen. Auch das war bei meiner Stundenreduzierung ja einzurichten und mein Kollege Rainer war äußerst tüchtig und wir verstanden uns blendend. Gesagt und da ich ein Mensch von schnellen Entschlüssen bin, auch getan. Werner erzählte ich aber zunächst nichts davon.

Als mich Werner nachmittags von einer Baustelle kommend abholen wollte, wusste er nicht genau, wo er klingeln musste, denn ich hatte mein Namensschild schon umgeändert. Immerhin war es ein Zehnfamilienhaus. So fuhr er nachhause und rief mich gleich an. Ich musste herzlich lachen und erzählte ihm von der Namensänderung. »So etwas gibt es auch«, antwortete er nachdenklich, »aber es gibt ja nichts, was es nicht gibt!« Ich erklärte ihm, dass ich mir demnächst auch ein eigenes Auto kaufen wolle, einen VW-Käfer oder so, gebraucht, denn ohne Auto, aber mit eigener Wohnung sei ja nur Anfangsstadium und obwohl die Busanbindung für mich sehr günstig sei, wolle ich dem aber ein Ende machen. Er meinte, vielleicht könne ich von ihm einen Firmenwagen bekommen, aber das wollte ich nicht, ich wollte unabhängig sein und mir war es lieber, eine Bezahlung von ihm mit ordentlicher Rentenanbindung zu erhalten. »Ich habe bereits einen 1300 VW-Käfer (Kraftei) in Aussicht, du könntest beim Kauf dabei sein – hast du morgen am Nachmittag Zeit?« »Ich richte es ein, aber ich muss jetzt gleich noch los zum Besprechungstermin, kannst du mit dem Bus rüberkommen und das Angebot fertig machen, morgen um 11.00 Uhr ist Submission bei der Stadt? Ich habe alles schon soweit vorbereitet.« Natürlich willigte ich ein, Werner ließ mir ja monatlich eine stolze Bezahlung zukommen und ich stellte mich so natürlich vollkommen auf seine Firmenbelange ein. Außerdem war es erstaunlich, wie unsere Liebe zueinander gewachsen war. Schmetterlinge? Ja, ein Sturm der Gefühle war entbrannt …

Gegen 18.00 Uhr kam Werner von der Besprechung mit Rocky und seinem Architekten zurück. Unsere Strategie schien aufzugehen, man wollte also rundum leicht getöntes Sonnenschutzglas, aber zu dem angebotenen Preis, denn es gäbe ernstzunehmende Konkurrenten. Werner hatte sich noch einen Tag Nachkalkulationszeit erbeten, obwohl ihm natürlich klar war, es gehe kein Weg daran vorbei. Tatsächlich kalkulierte Werner aus eigenem

Interesse noch einmal nach, weil das im Angebot stärker getönte Glas auch im Einkauf noch etwas teurer ist. Er errechnete, dass für ihn genügend Spielraum ist und zurrte das Ganze zunächst telefonisch und anschließend gleich schriftlich fest.

Tage darauf kam die schriftliche Zusage, und wir waren überglücklich, die Arbeiten für dieses wunderbare Projekt ausführen zu können. Natürlich gab es hier und da Schwierigkeiten am Bau, aber alles in allem gingen die Arbeiten recht zügig voran und es sollte etwa 12 Wochen bis zur Fertigstellung dauern. Für Werner war es die Herausforderung überhaupt und es gab viele neue Erkenntnisse zu berücksichtigen, die erst die eigentlichen Erfahrungswerte brachten, letztlich auch erst, wenn ein solches Projekt vollkommen abgeschlossen ist. Aber Werner hatte einen sehr versierten, mitarbeitenden und mitdenkenden Bauführer, der bei wichtigen Entscheidungen Werner stets mit einband, was vorher aber auch so abgesprochen war. Werner kontrollierte den Baufortschritt fast täglich, damit ja nichts schiefgehen sollte. Natürlich gab es diverse Schwierigkeiten zu überwinden, da waren z. B. auf einem Lkw teils falsche Glasstärken geladen und es stellte sich heraus, dass diese für einen anderen Kunden bestimmt waren. Also reklamieren und einen Teil wieder aufladen und zurück. Zum Glück aber war das richtige Glas beim Lieferanten schon parat und es dauerte nur zwei Tage, bis die bestellte Ware am Bau abgeladen werden konnte. Also es kam nicht wirklich zu einem Baustillstand. Eine weitere strittige Sache entpuppte sich bei der Frage, ob das Glas die richtige Alarmspindelkonsistenz hatte, wobei ein Gutachter eingeschaltet wurde und der ganze Baufortschritt zwei Tage erst einmal stillstand. Der Architekt hatte eine solche Frage bei einem anderen Bauunternehmen bereits erfolgreich entwirren müssen und deshalb besonders auf diese wichtigen Details im Vorfeld geachtet, weil sonst ständiger Fehlalarm vorprogrammiert wäre. Für Werner Neuland und natürlich Aufregung pur, bis der Gutachter dann am dritten Tag endlich »grünes Licht« gab.

In den folgenden Wochen lief alles weitgehend planmäßig und Mitte Juli wurde das Bauvorhaben vom Architekten mit einem kleinen Mängelprotokoll abgenommen. Werner atmete erst einmal tief durch und erhielt bis auf wenige Zehntausende die vereinbarte Zahlung.

Rocky hatte sich durch die Bauphase weitgehend zurückgehalten und die Sache fast überwiegend dem tüchtigen, sachkundigen Architekten überlassen. Manchmal kam er, um den Baufortschritt zu sichten, sprach aber immer nur mit dem Architekten. Vereinzelt kam er freitags kurz auf den Bau und hatte dann fast regelmäßig »geschäftliche Termine« wahrzunehmen, wie Werner einige Male zu Ohren kam. Er ließ aber auch schon mal verlauten, dass er gar keine Lust dazu hätte! Werner kam das recht suspekt vor und er erklärte mir dazu:»Regina, weißt du, übers Wochenende werden keine Geschäfte getätigt, das glaube ich einfach nicht, es mag mal eine Ausnahme geben, aber hier handelt es sich ja offenbar um eine kontinuierliche Regelmäßigkeit.« »Nun ja, da wird offenbar ein Doppelleben geführt«, erwiderte ich, »und wahrscheinlich gibt es eine nichts ahnende Ehefrau, die seine geschäftlichen Termine einfach glaubt. Gestern hörte ich dazu auch so einiges im Betrieb, aber ich möchte das nicht weiter ausführen und mich an der Gerüchteküche schon gar nicht beteiligen. Schließlich ist er dein Geldgeber. Nur so viel möchte ich dir sagen, unsere Hedwig macht jetzt eine dreiwöchige USA-Reise und es kursiert, diese mache sie nicht alleine. Kein Mensch aber weiß, wer ihr Begleiter ist, das ist ein ›bestgehütetes Staatsgeheimnis‹.« Da erinnerte sich Werner, dass Rocky ihm letztens auf dem Bau erzählt habe, dass er geschäftlich in den nächsten Wochen in den USA sei und die Einzugsparty somit erst Ende September stattfinden könne und er hoffe, dass bis dahin alle Feinarbeiten abgeschlossen seien, damit ein »Tag der offenen Tür« wirklich repräsentativ würde. Die Party wolle man als Betriebsfest in den neuen Räumen ausweisen, »und Sie werden natürlich mit von der Partie sein«, sprach er mich direkt und offen an. »Ich liebe solche Festivitäten und ich freue mich darauf, dabei sein zu können«, gab ich Werner unmissverständlich zur Kenntnis. »Ja klar«, meinte Werner, »und ich habe ein Attentat auf dich vor, nein so schlimm, wird es nicht«, korrigierte er sich. »Du hast am Sonntag, den 06. Juni Geburtstag und das ist ein guter Tag zur Verwirklichung meines Vorhabens. Hast du Zeit?« »Selbstverständlich«, war meine Antwort, »und da bin ich aber sehr, sehr gespannt, kannst du schon mal eine Andeutung machen, ich habe nämlich gar keine Ahnung?« Das wollte Werner nicht und so ließen wir den wortreichen Abend noch etwas sprachlos ausklingen.

Werner hatte durch dieses große Projekt ganz gut Geld verdient und investierte einiges in seinen Betrieb. So gab es insgesamt einen tollen Aufschwung für sein Unternehmen in diesem Jahr.

Am Sonntag, den 06. Juni hatte Werner sich etwas ganz Besonderes für uns einfallen lassen, und er entführte mich in seinem flotten BMW in Richtung Frankfurt nach Bad Homburg vor der Höhe, wo es idyllische Plätze für Verliebte gibt. Wir spazierten durch die wundervolle Innenstadt und erlebten einen abwechslungsreichen Sonntagnachmittag. Genossen in einem Kaffee ein herrlich mundendes Stück Mohntorte und ich trank eine Tasse Cappuccino dazu, während Werner normalen Kaffee bevorzugte.

Anschließend schlossen wir uns einer Stadtführung an und nahmen dann noch die Gelegenheit wahr, die Spielbank zu besichtigen, was für uns beide erstmalig und sehr interessant war. Am Rouletttisch war Aufregung hoch drei und der Croupier hatte alle Hände voll zu tun. Er fuchtelte mit seinem Werkzeug über den Rouletttisch und kassierte die Gelder ein oder teilte sie zu. Für mich war es atemberaubend, dem Treiben zuzuschauen. Werner stand dem gleichgültiger gegenüber und wollte gerne weitergehen.

Da beobachtete ich, wie ein Herr sein Geld in Münzen überein-andergestapelt hatte und immer mehr dazugewann. Mal setzte er auf unter zwanzig, mal auf über dreißig. Er hatte wahrlich eine Glückssträhne von sehr langer Dauer. Ich registrierte, dass er im-mer leidenschaftlicher wurde und da passierte es. Ich weiß nicht, wie viel Geld es gewesen sein mag, keine Ahnung, aber es war für meine Verhältnisse schon sehr viel und er verlor fast alles. Aber er konnte auch nicht aufhören, er war nervös und spielte so lange, bis er kein Geld mehr hatte. Wie gewonnen, so zerronnen … dachte ich, wandte mich zu Werner um und wir verließen die Spielbank. Für mich war dieser Ausflug mehr als beeindruckend und mir wurde plötzlich klar, warum mancher schon Haus und Hof beim Spielen verloren hatte. Es ist eine Leidenschaft, die offenbar beim Spielen geboren wird und die nicht wieder vergeht …

Wir hatten unseren Wagen etwas unterhalb der Spielbank geparkt und waren gerade eingestiegen. Einige Parkbuchten vor uns stieg ein Pärchen aus einem großen silbernen Mercedes. »Du schau mal, da drüben die beiden«, sagte ich zu Werner. »Das ist doch Rocky mit unserer Hedwig.« Werner dachte, er habe einen Seh-fehler, denn die beiden marschierten geradewegs in die Spielbank und Werner glaubte langsam den Storys, die ich ihm manch-mal erzählte. »Das Geschäft scheint ja ordentlich was abzuwer-fen – Ehefrau, Kind, Freundin, Büroneubau, Reisen, Spielbank … phänomenal dieser Rocky.« »Du hast Recht, wie macht der das bloß?«, entgegnete ich Werner. »Unsereins schafft es nicht mal zum Ehemann«, und blitzte Werner mit gesenktem Kopf lächelnd und neugierig an. Werner antwortete ebenfalls leicht verschmitzt: »Womit wir beim Thema sind. Eigentlich wollte ich dich dazu heute Abend im Restaurant befragen, aber nun tue ich es hier ganz unspektakulär, unmittelbar vor der Spielbank, und ich bin froh, es endlich über die Lippen und herauszubringen, ich möchte mich mit dir heute an deinem 35. Geburtstag verloben und na-türlich möchte ich, dass du bald meine Frau wirst. Immerhin tickt die biologische Uhr für uns beide – ich bin schließlich noch sieben Jahre älter«, dabei reichte er mir einen weißgoldenen, mit kleinen Brillis und Rubinen ringsum besetzten Ring und bat, ihn mir an die linke Hand streifen zu dürfen. Ich war einigermaßen überrascht, wenngleich unsere Entwicklung in den letzten Monaten durchaus darauf hinzielte. Ich reagierte sehr glücklich, aber dennoch mit einem Jokus auf den Lippen: »Verlobung vor der Spielbank in Bad Homburg – einfach gigantisch«, und wir besiegelten den Akt mit innigen, leidenschaftlichen Küssen. Werner startete dann schnell den Wagen und brauste gen Norden, in Richtung unserer Kreisstadt, davon. Er erzählte mir, dass er sehr froh über meine durchaus glückliche Antwort sei, dass er einen Tisch im feudalen Gourmetrestaurant unserer Heimatstadt bestellt habe und dass er natürlich noch seinen Ring übergestreift bekommen möchte. Ich bat ihn, aber nicht ganz so schnell zu düsen, auch wenn wir etwas verspätet ankämen, dann könne ich ihm den Ring ja schon vor der nächsten Bahnschranke, die gerade auf Rot umgeschaltet hatte, überstreifen. »Spektakulär, wie wir eben sind, jetzt Verlobung vor der Bahnschranke«, fauxte ich und schwups war der Ring über seinem linken Ringfinger. Sein Ring war ebenfalls in Weißgold gearbeitet, aber nur mit einer kleinen Einkerbung, bemerkte ich. Werner erklärte mir, dass er meinen Ring als Schmuckring habe umarbeiten lassen, was gleichzeitig sein Verlobungsgeschenk sei: acht Brillanten und vier Rubine rundum in das Gold gearbeitet. »Two in one, aber diese Sparsamkeit gefällt mir sehr gut«, antwortete ich ihm. Werner ist schon ein Schätzchen, dachte ich ganz versonnen und kam aus meiner Welt zurück, als er rasant den Wagen startete und mich glücklich schweigend anlächelte. Ich unterbrach das Glück mit der Bemerkung: »Ja, ja, das Schweigen die Sprache der Liebe, und ich hoffe, ich muss niemals solche Episoden, wie sie Rocky praktiziert, von dir erleben.« »Wieso, da wüsstest du doch nichts von«, ließ Werner verlauten. »Natürlich hast du für den Moment Recht, aber ›die Kerze des Lügners brennt nur bis zum Abend‹.

Eines Tages kommt es ans Tageslicht, da bin ich ganz sicher und dann wird es allerdings beiden die Hölle bereiten.« »Das glaube ich für Rocky nicht, der hat, glaube ich, kein wirkliches Herz für den Partner und auch nur bedingt für den neuen Partner. Das ist Leidenschaft, wie der Name schon sagt – was Leiden schafft. Darüber hinaus bin ich sehr gespannt, wie diese Leidenschaft einmal ausgeht. Ich kann mir eine ganze Bandbreite darunter vorstellen.«

»Zunächst einmal«, erwiderte ich Werner, »ist festzuhalten, dass ein Doppelleben eine bestehende Ehe – egal wie gut oder schlecht sie in der momentanen Entwicklung ist – endgültig kaputt macht, weil der ›treue, unwissende‹ Ehepartner überhaupt keine Chance hat. Er wird unfair konfrontiert und systematisch lieblos vom Ehebrecher demontiert. Die Frage ist, wann und unter welchen Umständen erfährt der Ehepartner davon und zu guter Letzt, wie reagiert er darauf? Ein Doppelleben zu führen zeigt die enormen Schwächen eines Partners/Ehebrechers auf, nämlich zu sagen: ›Du ich kann, möchte nicht mehr mit dir leben‹, und zu seinem Willen, der Beendigung der Ehe und den daraus resultierenden Folgen zu stehen. Das heißt im Klartext, auch die negativen Seiten einer Trennung/Ehescheidung sind erst einmal hinzunehmen und konsequent zu tragen, sonst kann es kein wirklich neues Leben/neue Ehe geben«, klärte ich Werner auf. »Ich habe mich seinerzeit radikal von dem feudalen Leben mit meinem Ehepartner und seiner Familie getrennt. Ich habe ad hoc alles Angenehme aufgegeben und eine Zeit von 300 DM Krankengeld gelebt, wobei ich bei meinen Eltern kostenlos wohnen konnte. Sozusagen hatte ich eine kurze Zeit ein ›Hartz IV-Leben‹, wie man das heute nennt«, fuhr ich fort.

Inzwischen waren wir vor dem Restaurant unserer Stadt angekommen und es begann ein interessanter Abend. Wir wurden gebührend empfangen und an einen wunderhübsch gedeckten Tisch geleitet. Meine Lieblingsfarben Blau und Weiß mit einem dunkelroten Rosenarrangement. Das hatte sich Werner wirklich etwas kosten lassen, wenngleich es für seine Verhältnisse bestimmt nicht übertrieben ist, dachte ich bei mir. Immerhin hatte ich einen gewissen Einblick in sein Unternehmen erhalten.

Ich hatte erfahren, Werner rechnete leidenschaftslos mit großen Zahlen, aber genauso sorgfältig mit den kleinen und mir schien, dass das eine gute Basis ist, um einen Betrieb zu kaufen, weiterzuentwickeln und durch die Stürme von Konjunkturschwankungen erfolgreich zu steuern.

Wir unterhielten uns sehr konkret über die Familienplanung, über einen möglichen Ehevertrag, um für den negativen Fall das Unternehmen nicht zu gefährden, was ich durchaus billigte. Im Gegenzug wollte ich aber auf jeden Fall meine Arbeitsstellung beibehalten, auch unter Erziehung eines Kindes, gegebenenfalls auf halbe Tage reduzieren. Zähneknirschend stimmte Werner zu und gab mir zu bedenken, dass ich möglicherweise punktuell überarbeitet sein könnte. »Ich werde mir dabei helfen lassen«, besänftigte ich ihn, »und ich habe nicht den Anspruch, alles alleine machen zu müssen. Kochen ist ohnehin nicht mein Ding, dafür hätte ich gerne eine versierte Dame im Haus, die vielleicht nach Bedarf auch die Putzarbeiten erledigt. Für mich bleibt hier eine perfekte Organisation, ansonsten ist alles rund ums Büro nun mal meine Welt, das weißt du.« Werner lächelte zustimmend: »Ich bin sicher, du wirst alles schon richtig in die Hand nehmen«, und lächelte mich glücklich an. Just in diesem Moment erschien der Ober, um das Hauptgericht zu servieren – Lammrücken in der Kräuterkruste mit Kartoffelgratin, Gemüsegarnitur, Tzatziki und Basilikumsauce – dazu einen französischen Rotwein, Chateau Martinon, kräftig, elegant, trocken. »Weil du Lamm besonders bevorzugst«, erklärte mir Werner dazu. »Alles bestens«, lobte ich ihn und genoss mit allen Sinnen dieses köstliche Geburtstags- und Verlobungsmahl und schon wieder zwei Fliegen mit einer Klappe geschlagen, registrierte ich für mich.

Meine Güte, werde ich verwöhnt, das hätte ich mir nicht im Traume erdenken können und schon gar nicht vor Jahren, am Ende einer so kläglich gescheiterten Ehe. Und ich war dankbar für diesen glücklichen Abend, der meine Zukunft gravierend änderte. Ich konnte es noch gar nicht recht fassen.

Gegen 22.30 Uhr verließen wir das Restaurant, weil für uns beide der Alltag früh um 5.30 Uhr wieder begann. Aber so ist das Leben und ganz besonders die glücklichen Stunden, sie vergehen wie ein Hauch und es gilt sie zu genießen, die glücklichen Momente.

Tatsächlich, Hedwig war drei volle Wochen im Juli/August in Urlaub und es war sehr ruhig in unseren Abteilungen, da viele gewerbliche Mitarbeiter ebenfalls Urlaub hatten. Der Betrieb lief auf sommerlicher Sparflamme. Werner und ich nutzten ein paar Julitage, um in die Toskana zu reisen. Sein Unternehmen machte geschlossen zwei Wochen Betriebsurlaub.

Eines Spätnachmittags, als ich bei Werner im Büro die Post sichtete, fiel mir ein Umschlag mit dem Absenderaufdruck ICKOR gleich auf und ich öffnete ihn. Es war die Einladung an Werner mit Partnerin zur Einzugsparty in Rockys Bürohaus an einem Samstag Ende September. Auf der Karte war ein repräsentatives Foto von dem neuen Bürohaus abgebildet, und ich machte Werner darauf aufmerksam, es eigne sich hervorragend für seine Referenzmappe. Den Termin notierte ich sogleich in meinem Kalender. Als Gastgeschenk überlegten wir uns eine große Büropflanze, und ich sollte es im Detail mit Rocky absprechen. Leider hatte ich heute Nachmittag kein Glück. Seine Mitarbeiterin erklärte mir, dass Rocky außer Haus zu einem Golfturnier sei und ich keine Chance hätte, ihn zu erreichen. Erst am Mittwoch nächster Woche wieder, aber ich könne mit seiner Ehefrau verbunden werden. Das wollte ich aber nicht, sondern ließ mir nur ihre Durchwahl geben.

Szenenwechsel

Oh je, was war da in der Toskana passiert? Mein Gynäkologe erklärte mir soeben, er sei sich sicher, dass ich schwanger sei. Ich hatte zuvor die Pille abgesetzt, und wir verhüteten nach »Knaus Ogino«, wie ich es immer auch schon erfolgreich praktiziert hatte. Mit meinem neuen gebrauchten VW fuhr ich direkt zu Werner hin, um ihm das Geheimnis mitzuteilen. Werner nahm es sehr gelassen, eher erfreut entgegnete er mir mit lächelnder Miene: »Winzige Spermien, große Aufregung, der flüssige Stolz der Männer«, umarmte mich herzlich und weiter ging alles sehr rasch: Für Oktober planten wir unsere Eheschließung im kleinen Kreis mit Eltern, Geschwistern, deren Partnern und Kindern. Zuvor meinen Einzug in Werners Wohnung und damit lag ein gutes Stück Arbeit, die nach perfekter Organisation rief, vor uns. Für mich war es eine riesige Umstellung, aber es ging mir gesundheitlich sehr gut, was darauf hindeuten ließ, dass es ein Junge werden könnte.

Mein Umzug war erfolgreich abgeschlossen und jetzt war der Sonnabend gekommen, an dem wir zu Rockys Einzugsparty geladen waren. Unser Gastgeschenk hatten wir bereits vom Gärtner anliefern lassen und Werner nur noch einen Blumenstrauß für die Chefin, Trixi, in der Hand.

»Wow, ist das gigantisch hier, auf dem Weg zum Tycoon«, staunte ich beim Betreten der großen Eingangshalle und Rocky kam mit seiner Ehefrau auf uns zur Begrüßung zu. Er hieß uns besonders herzlich willkommen, und ich verspürte einen Moment eine gewisse Kühle in der Beziehung zwischen Rocky und seiner Trixi. Offenbar herrschte da eine „Verstimmung im Gebälk". Rocky nahm uns sogleich mit in sein interessantes, modern gestaltetes, großes Büro mit vielen Blautönen.

Natürlich beobachtete ich Rocky und Trixi sehr genau mit dem Hintergrundwissen, dass Rocky offenbar ein Doppelleben führte. Mir fiel auf, dass sie sich punktuell schon mal angifteten, wobei jeder seinen Standpunkt hartnäckig vertrat. Ich hatte den Eindruck, Rocky handelte so nach dem Motto »eigentlich ist es mir scheißegal, wenn du nur wüsstest …« und das war sein Trumpf, den er gelegentlich, wie er es brauchte, ausspielte und das ließ ihn sehr selbstbewusst agieren. Für mich eine neue interessante Beobachtung, wie Partner im Doppelleben mit den unterschiedlichsten Situationen umgehen.

Weiter fiel mir auf, dass seine Ehefrau sehr elegant, jugendlich, aber immer schwarz-weiß, also insgesamt sehr dunkel gehalten, gekleidet war und das fiel mir nicht zum ersten Mal auf. Ich hatte letztens in einem Bericht gelesen, Menschen, die dunkle Farben bevorzugen, fühlen sich in ihrer Situation nicht wirklich glücklich.

Der Mitarbeiterstab von Rocky war eine ganz junge Mannschaft mit Durchschnittsalter 26 Jahre, wie er berichtete. Bei der Einstellungswahl habe seine Trixi ein sehr gutes Händchen bewiesen. »Wer bei uns arbeitet, erhält gutes Entgelt, aber er muss auch überdurchschnittliche Leistungen erbringen und ein geregelter Feierabend ist nicht«, klärte uns Rocky auf. Mancher ging auch wieder, weil er den Anforderungen partout nicht genügen konnte, aber so ist es eben im Geschäftsleben, meinte Rocky sehr bestimmt und stellte seine Chefposition besonders heraus.

Rocky erzählte im Verlaufe des Abends dann von seiner USA-Reise und kam ins Schwärmen, dass er auf einem renommierten Golfplatz der USA mit Geschäftsleuten gegolft habe, auf dem sich auch Tiger Woods und Bernhard Langer getummelt hätten. Dabei warf seine Frau eher ärgerlich ein, dass aus der Spielhölle in Las Vegas letztens Werbepost für ihn gekommen sei. Er entgegnete leicht aufgeregt und wie ertappt: »Natürlich war ich mit meinen Geschäftsfreunden auch dort, Las Vegas und die Spielmeile gehören einfach dazu. Man muss ja kein Vermögen verzocken.« Trixi verließ dann den Raum.

Meine Güte, Rocky lässt es aber krachen, und das trägt das Unternehmen alles?, fragte ich mich. Aber ich wollte mit Trixi, bei aller Liebe, keinesfalls tauschen, dessen war ich mir klar und bedauerte sie fast ein wenig. Das Drama, welches der Herr im Supermarkt voraussagte, schien sich tatsächlich anzubahnen! Aber wer wollte Trixi von dem Doppelleben ihres Mannes erzählen, der es gekonnt offenbar hinter der geschäftlichen Fassade verbarg? Es ist schon so, die Ehefrau erfährt es immer zuletzt, dachte ich weiter und mir war jetzt vollends klar, dieser Rocky lässt sich nicht zügeln und wenn doch, sucht er sich gezielt Auswege. Mir wurde bewusst, Rocky entscheidet ad hoc aus dem Gefühl, verfolgt keine klassische Zielrichtung, sondern wie er es braucht, ohne Rücksicht auf den Mitmenschen immer wieder neu und den Umständen entsprechend plötzlich ganz anders. Auf dem Ehesofa sitzt er schon lange nicht mehr, machte ich mir bewusst.

Was ist dieser Rocky aber auch für ein Visons-Gigant. Er erzählte Werner von einem weiteren Bauvorhaben, nicht bald, aber in absehbarer Zeit.

Plötzlich bemerkte Rocky den Ehering an der linken Hand von Werner und sprach ihn darauf an. Werner klärte ihn auf, dass wir uns im Juni verlobt hätten, im nächsten Monat heiraten wollten und dass es einen gebührenden Polterabend geben wird. Die Hochzeit solle allerdings im engsten Familienkreis stattfinden, das sei mein Wunsch. Wir bewohnten inzwischen eine gemeinsame Wohnung gegenüber dem Betriebsgelände und Nachwuchs sei in Arbeit, dabei schaute mich Werner lächelnd an, ich errötete merklich und hätte am liebsten im Boden versinken mögen. Die

Tür öffnete sich und seine Ehefrau machte uns auf das Büfett in der unteren Etage aufmerksam. Dabei war ich wie erlöst, denn ich hatte zwar ein wenig mehr Bauch bekommen, aber eine Schwangerschaft sah man mir keinesfalls an. Ich kleidete mich auch stets so geschickt, dass niemand auf den Gedanken »Schwangerschaft« kommen könnte. Aber Werner sah das eher lockerer.

Während der Besichtigung des Gebäudes hatte ich 25 Räume gezählt und meinte zu Rocky: »Dieses Gebäude ist auf Mitarbeiter-Erweiterung angelegt!« »Ja«, entgegnete Rocky, »in 10 Jahren sind wir sicherlich eine Mannschaft von 50 Leuten, wenn die Geschäfte so weiterlaufen.« »Alle Achtung, das sind ja Traum-Visionen«, schloss ich das Gespräch ab.

Gegen 0.30 Uhr verließen wir die fröhliche Party, und ich fuhr den Wagen nachhause, weil Werner doch ein paar Gläser Rotwein im Laufe des Abends getrunken hatte. Wir unterhielten uns auf dem Nachhauseweg angeregt und waren uns einig bei der Frage, wer spielt hier mit wem und warum?

Natürlich lief bei Werner/uns auch nicht alles so glatt. Werner verlor eine wichtige Submission der Stadt an seinen ärgsten Konkurrenten und da war partout nichts mehr zu machen. Stattdessen kamen kleinere Aufträge herein, die sehr viel Schreibtischarbeiten mit sich brachten. Unser/Werners Geschäft war eben ganz anders ausgelegt. Werner bekam über Rockys Architekten einige Angebote in der Rhein-Main-Metropole und hier gab es einen größeren Auftrag im Stahl- und Glasbau. Werner war zufrieden, weil er genug Arbeit für seine inzwischen zwölf Facharbeiter hatte.

Unser Polterabend wurde recht groß im Saal am Florenberg unserer Kreisstadt gefeiert. Dort hatte ich zu Zeiten, als ich noch als Sekretärin tätig war, immer samstags und sonntags als Aushilfsbedienung gearbeitet und die Räumlichkeiten boten sich geradezu an.

Rocky und seine Trixi erschienen strahlend zu unserem Polterabend, und ich war sehr überrascht. Mir fiel auf, dass Trixi in Farbe gekleidet war und es stand ihr sehr gut. Wie hübsch sie ausschaut, dachte ich, wenngleich sich auch ein wenig Lachfalten um die Augenpartie bildeten. Dem Vergleich aber zu dem auffallend kantigen Gesicht unserer blonden Hedwig hält sie allemal stand.

Meine Arbeitskollegen waren vollzählig gekommen, nur Hedwig als Abteilungsleitungskollegin fehlte und über ihre Entschuldigung musste ich weiter gar nicht nachdenken, mir war sowieso alles klar. Aber es schien mir auch eine »Rolle rückwärts« in der Beziehung zwischen Rocky und Trixi gegeben zu haben.

Das ganze Rätsel löste sich für mich vollends auf, als mein Kollege Rainer von Liebeskummer über Hedwig erzählte und offenbar sei sie deshalb nicht erschienen. Niemand im Betrieb wusste aber, wer das Staatsgeheimnis um Hedwig war – **nur ich**, denn ich hatte die beiden ja schließlich beim Italiener und später auch in Bad Homburg eindeutig erkannt. Ich hütete mich aber sehr, mit jemandem darüber zu sprechen, denn das könnte mir unter Umständen sogar meine Stellung kosten. Hedwig hatte einen bombensicheren Job in unserem Unternehmen, war anerkannt und saß total fest im Sattel. Außerdem konnte ich mich immer mit Werner austauschen, weil Werner ja Geschäftspartner von Rocky war und auch in Zukunft unbedingt bleiben wollte, denn die Finanzen stimmten schließlich.

Der Polterabend entwickelte sich zu einem rauschenden Fest. Wir hatten eine Drei-Mann-Musikband engagiert, die tolle Stimmung von Evergreens in den Saal zauberte und einige Gäste amüsierten sich ausgelassen und köstlich auf der Tanzfläche. Sogar meine Eltern schwangen das Tanzbein und es war erfreulich, das zu beobachten. Meine Mutter hatte ohnehin seit Kindesbeinen an Musik im Blut, wobei mein Papa es durchaus mitmachte. Ähnlich wie zwischen Werner und mir. Ich tanze leidenschaftlich gerne, aber Werner meinte immer erst einmal, er könne nicht tanzen. Ich ziehe ihn dann einfach mit auf die Tanzfläche und siehe da, es klappte wunderbar mit uns beiden, wenngleich auch nur nach gewissen Einheitsschritten aus der Tanzstunde. Wir nahmen uns aber vor, einen neuerlichen Tanzkurs zu belegen.

Zur fortgeschrittenen Stunde stand ich mit Rocky und seiner Trixi an der Theke, und es war köstlich, den lustigen Pointen seiner Trixi zu folgen. Auch Rocky rundete das Ganze witzig mit Smalltalk ab. Hin und wieder begann er anzugeben, wobei Trixi ihn geschickt ausbremste, er dann eher beleidigt den Kopf zur Seite wandte. Eine ehemalige Schulkollegin, Nicole, die mit mir befreundet war und die ebenfalls mit uns zusammen an der Theke stand, steckte ihm plötzlich gehörig die Meinung, als er wieder einmal bestimmend und großartig von seinen vielen Reiseunternehmungen erzählte. Das nahm er ihr aber sehr übel und verließ die Theke, um zur Toilette zu gehen. Nicole war ein bisschen angeheitert und wandte sich an Trixi mit der Bemerkung: »Ist doch wahr, was der sich einbildet, wir verdienen alle unser Geld und reisen, das musste ich ihm aber zu verstehen geben, er ist nicht der Größte!« Trixi meinte nur: »Missverständnisse« und hatte wieder eine Pointe parat, wobei Nicole herzhaft zu lachen begann. Somit war der Abend gerettet. Rocky kam von der Toilette zurück und stellte sich auf die andere Seite neben Werner. Die beiden hatten plötzlich das Thema rund ums Motorrad und Werner erzählte, dass er sich im Sommer eine 1000er Laverda, Dreizylinder SFC gekauft habe. Rocky meinte dazu, dass dieses Geschoss ja nichts für Männer mit »zwei linken Händen« sei, seine BMW sei einfach leichter für ihn zu händeln. Die beiden verabredeten sich dann zu einem gemeinsamen Motorradausflug, weil das warme Spätsommerwetter sich dazu regelrecht anbot.

Inzwischen war es drei Uhr geworden und die meisten Gäste hatten sich verabschiedet, der Rest stand um die Theke, und wir beschlossen noch einen Absacker zu trinken, an dem ich kaum nippte, und ich ließ einfach das Glas tollpatschig fallen, sodass niemandem auffiel, dass ich nicht trinken wollte. Einer aus der Reihe von der anderen Seite rief laut: »Nachgießen«, was ich aber entschieden ablehnte und den Wirt bat, allen noch einmal die Gläser vollzugießen, mein Glas jedoch nicht, ich müsse noch fahren, entschuldigte ich mich. Der Wirt goss mir deshalb Wasser nach. Das fiel aber niemandem weiter auf, und so prostete ich allen mit Wasser im Glas zu.

Gegen 4.30 Uhr löste sich auch der »harte Kern« auf und einige Taxen brachten die übrig gebliebenen Gäste nachhause, während ich Werner nachhause fuhr, denn ich hatte ja nichts getrunken. Tatsächlich kamen wir am Ende der Bergzufahrt in eine Polizeikontrolle, die ich aber guten Gewissens und unproblematisch passierte.

Am Samstag standen wir gegen 8.00 Uhr einigermaßen müde auf, weil um 11.00 Uhr im Stadtschloss die standesamtliche Trauung sein sollte, anschließend um 12.00 Uhr eine kurze evangelische kirchliche Trauung im engsten Familienkreise und um 13.00 Uhr Mittagessen in einem idyllischen Lokal der Altstadt mit fünfzehn Personen. Es war schon alles sehr anstrengend für mich, denn die Termine waren sehr gerafft. Aber die Friseurin kam nachhause, und ich hatte mir ein hübsches grün-buntes langes Kleid (grün für »grüne« Hochzeit) gekauft. Der Hochzeitsstrauß und ein Diadem im Haar waren aus Maiglöckchen und zartrosa Rosen gearbeitet. Werner meinte, ich sähe mit meinen langen, dunklen, offenen Haaren sehr hübsch, fast wie eine Prinzessin aus, was ich auch entsprechend nach außen transportierte. Das Kleid war so geschickt gearbeitet, dass niemand eine Schwangerschaft vermutete, und ich/wir waren rundum glücklich.

Für Werner hatten wir einen schwarzen Anzug mit Nadelstreifen und silberner Weste gekauft. Auch er war sehr schick mit seinen dunkelblonden Haaren und passender Fliege dazu.

Und überhaupt, warum hatte ich zu Beginn unserer Verbindung diese Distanz zu Werner? Offenbar, weil meine erste Ehe so kläglich mit einem Schreinermeister gescheitert war. So war der Beruf von Werner und alleine der schon einfach ein »rotes Tuch« für mich, sodass ich lange Zeit entsprechende Weite suchte.

Aber Werner und ich, wir passten doch wie die »Faust aufs Auge« zusammen, das hatte die lange Zeit unseres Kennenlernens durchaus bewiesen. Keine Spur von Muttersöhnchen und die Verbindung zu seiner Schwester war nicht wirklich eine Beziehung.

Heute, das war ein besonders glücklicher Tag für mich und Werner. Er strahlte und war fröhlich, sichtlich stolz. Er betonte immer gelegentlich, dass er seinen Plan, mit vierzig Jahren verheiratet zu sein, zwar nicht ganz, aber doch fast eingehalten habe, und er sei sehr froh darüber, wie alles gekommen ist.

Unser Hochzeitstag verlief weitgehend planmäßig. Zum Mittagessen kamen wir jedoch erst gegen 13.15 Uhr im Lokal an, was aber niemanden tangierte. Nur die Schwester meines Mannes zeigte sich mir gegenüber sehr dominant und bestimmend, was ich jedoch völlig ignorierte. Ich hatte eine lange Zeit versucht, eine Beziehung zu ihr aufzubauen, bis ich merkte, da kommt nichts rüber. So begegnete ich ihr mehr gleichgültig und grenzte mich stark ab. Wir lebten einfach in völlig unterschiedlichen Welten. Ich würde auch niemals mit ihr Erbauseinandersetzungen haben müssen, denn Werners Eltern hatten diesen Part bereits geregelt, als Werner das Unternehmen von seinem Chef übernahm. Sie hatten ihm seinerzeit einen Betrag zukommen lassen und die Schwester das Haus der Eltern mit einer kleineren Hypothek übernommen. Werner hatte mich dazu ein entsprechendes Dokument lesen lassen. Somit also alles paletti.

Mit Werner hatte ich festgezurrt, dass der Betrieb als Ist-Stand in DM durch einen Gutachter geschätzt und schriftlich festgehalten wird und dass die weitere Entwicklung unser gemeinsames Eigentum wird. Praktisch sah das so aus: Im Falle einer Trennung wird der neue Ist-Stand dem schriftlichen alten Ist-Stand gegenübergestellt und die Differenz zu gleichen Teilen geteilt. Sollte dabei ein Minus herauskommen, bleibt es für mich Plus-Minus-Null und Werner hat das Minus zu tragen. Dieses Beispiel ist natürlich ein Extremfall, und wir waren uns sicher, dass das auf gar keinen Fall eintreten würde. Wir wollten beide positiv wirtschaften, und ich sollte/wollte eh den totalen Überblick behalten. Da vertraute ich Werner vollkommen und er mir. Ich hatte ab heute Kontenvollmachten über alle Geschäftskonten, das hatten wir bereits vorher bei den Banken geregelt. Nur unsere jeweiligen privaten Ersparnisse bis gegenwärtig, also bis zur Eheschließung, blieben jedem als alleiniges Eigentum und sollten auch in naher Zukunft unangetastet bleiben. Aber zukünftig gab es ein gemeinsames Konto, das die künftige Nettoerwirtschaftung/Gewinnausschüttungen aufnehmen sollte mit gegenseitigen Vollmachten.

Werners derzeitiges Haus war im Bungalowstil aus den 70er-Jahren und vom vormaligen Eigentümer mitübergeben. Dieser hatte sich am Stadtrand ein neues Haus gebaut. Wie wir zukünftig mit dem älteren Bungalow umgehen wollten, war uns zum heutigen Zeitpunkt noch überhaupt nicht klar. Wir hatten die Räume zu meinem Einzug nur ein wenig tapezieren und frisch streichen lassen. Auch unsere Möbel erst einmal zusammengewürfelt und versucht, das Beste daraus zu gestalten. Im Keller waren zwei große Büroräume, und ich glaube, es war uns vieles, ohne großen Kostenaufwand, gut gelungen.

Gegen 16.30 Uhr war unser Hochzeitsmenü beendet und es stand die Frage nach Kaffee und Kuchen im Raum. Der Inhaber des kleinen Lokals hatte sich zwar darauf eingestellt, aber niemand wollte wirklich Kuchen. Vereinzelt wurde eine Tasse Kaffee, Cappuccino, Latte oder Espresso getrunken. Anschließend beschlossen wir, einen kleinen Bummel durch die Innenstadt zu unternehmen, während Werner, ich und sein Patenkind zum Fotografen fuhren. Wir hatten dort um 17.30 Uhr einen Termin. Das Abendessen war für 19.00 Uhr angesetzt.

Beim Fotografen war es eine richtige Tortour, und ich hatte so meine Bedenken, ob das der richtige Fotograf für uns war.

Pünktlich um 19.00 Uhr war ein kaltes Büfett parat mit eingelegtem mediterranem Gemüse mit Tomaten, Zucchini, Auberginen und Paprika. Lachs »Bellevue« im Ganzen pochiert mit Sahnemeerrettich. Galia Melone mit italienischem Landschinken. Tomaten mit Mozzarella und Basilikumpesto sowie reichhaltige diverse Salate und alle möglichen Brotsorten.

Ich glaube, ich habe an diesem Tag ein ganzes Kilo zugenommen, denn mein Appetit war nahezu ungebremst und essen konnte ich immer schon gut.

Der Abend wurde nicht besonders lange, weil alle irgendwie müde noch vom Vortage waren. Gegen zweiundzwanzig Uhr löste sich die Familie komplett auf mit der Genugtuung, eine abwechslungsreiche Hochzeitsfeier mit vielen Gesprächshighlights erlebt zu haben.

Werner und ich saßen in unserem Zuhause noch eine Zeit gemütlich zusammen und ließen die zwei Tage noch Revue passieren, wobei wir besonders bei dem Bild von Rocky und Trixi stehen bleiben mussten: Werner war ebenfalls aufgefallen, dass Rocky eine andere Einstellung gegenüber seiner Frau hatte. Das untermauerte ich durch die Erzählung, die mir mein Kollege Rainer über Hedwig zugetragen hatte. Fazit für uns: Beendigung des Doppellebens oder wie?

Leider konnten Werner und ich keine Hochzeitsreise unternehmen, weil uns erstens die Urlaubstage dazu fehlten und Werner auch diverse Auftragstermine einzuhalten hatte. Die Beendigung der Arbeiten war zwar gesichert, aber seine Anwesenheit bei der Protokollübergabe doch unbedingt erforderlich.

An meinem Arbeitsplatz gab es noch viel über den Polterabend zu plaudern, und ich bemerkte sehr wohl, dass Hedwig einigermaßen geknickt war und mir auch weitgehend aus dem Wege ging. Sie entschuldigte sich aber mit der Aussage, dass es ihr gesundheitlich nicht gut gegangen sei und für mich war das völlig okay.

Ich trug nun den Doppelnamen »Gutberlet-Nomis«, was für manchen ein bisschen ungewöhnlich war. Erst hatte man mich mit dem Namen »Döring« kennen gelernt, dann mit Gutberlet anzureden, jetzt noch eine Ergänzung. »Das ist schon kompliziert bei Ihnen«, meinte mein Chef und bat mich zu einem Gespräch. Ich ging einigermaßen aufgeregt in sein Zimmer. »Sind Sie damit einverstanden, wenn wir Sie einfach Frau Gutberlet weiterhin anreden?«, fragte er und ergänzte: »Das ist sonst ein Zungenbrecher für manchen und am Telefon entstehen erst einmal viele Einheiten, weil jeder x-mal nachfragen muss!« Wir einigten uns dann auf Frau Nomis. Weiterhin wollte er wissen, ob ich auf lange Sicht dem Betrieb zur Verfügung stehe, weil mein Mann ja einen eigenen Betrieb habe. »Ich verstehe Sie vollkommen, aber mit meinem Mann ist vereinbart, dass ich hier bei Ihnen im Arbeitsprozess bleiben möchte.« »Das sind klare Worte und damit können wir etwas anfangen«, und wechselte zu einem geschäftlichen Thema über.

Meine Mitteilung über den Entbindungstermin brachte dann noch einmal Aufregung in den Betrieb, die ich dem Chef gegenüber aber entkräften konnte. Er bestand jedoch darauf, dass wir die besprochene Strategie handschriftlich festhalten sollten. Das erzählte ich Werner gar nicht, sondern unterschrieb einfach, damit ich hier in Ruhe meiner Tätigkeit weiter nachgehen konnte. Ich dachte mir, der wird schon sehen, sechs Wochen nach der Geburt bin ich wieder an meinem Arbeitsplatz. Und ob ich das einhalten konnte, denn am 43. Tag nach der Geburt war ich pünktlich um 8.00 Uhr morgens am Arbeitsplatz. Mein Kollege Rainer empfing mich strahlend, und ich gratulierte ihm, dass er alles so unproblematisch gemeistert habe. »Darauf bin ich auch sehr stolz, aber Daniela aus der Hedwig-Abteilung hat mich voll dabei unterstützt, erwiderte er mir und sah mich lächelnd an. Tatsächlich war Daniela 4 Stunden täglich in unsere Abteilung während meiner Abwesenheit abgeordnet und der Chef (seines Zeichens Inhaber) war recht zufrieden gestellt mit dieser Übergangslösung.

Werners Wunsch hatte sich erfüllt, denn wir hatten eine kleine Anna bekommen. Ich brachte sie nun täglich in die Tageskrippe und fuhr nach 4 Stunden Büroarbeit im Betrieb zunächst zum Einkaufen und dann holte ich Anna gegen 13.00 Uhr ab. Bald hatte sich alles wunderbar eingespielt und mein Chef war angenehm überrascht, wie das Zusammenspiel geschickt koordiniert war. Natürlich hatte ich manchmal Stress hoch drei, aber Fortschritt hat eben seinen Preis. Dazu war ich jung genug, um den Stress einigermaßen gut wegzustecken.

So vergingen etwa drei Jahre wie im Fluge, als mich Werner an der Haustür mit einer überraschenden Nachricht empfing: »Hallo, Regina, wir haben heute ein Angebot für Stahlbau-Fensterelemente von dem Architekten Wilhelm bekommen, was denkst du, wer der Bauherr ist?« Ich hatte partout keine Vorstellung, denn wir hatten zwischenzeitlich viele Angebote von Wilhelm bekommen und auch einige Aufträge ausgeführt. Ich nahm die Unterlagen aus Werners Hand in Empfang und las ICKOR und weiter … »Hat er's tatsächlich wahrgemacht, jetzt baut Rocky das angekündigte Haus! Ich sagte es ja, er ist ein Visionär, was für ein Kerl, er lebt das Klischee des wohlhabenden Geschäftsmannes. Offenbar hat er aber auch zu seiner Frau zurückgefunden, denn um Hedwig ist es sehr still geworden. Sie soll einen neuen Partner haben.«

Wir hatten uns die Angebotsbearbeitung für morgen vorgenommen, wenn unsere Reinemachefrau anwesend und Anna mit betreuen konnte. Es war ein toller Auftrag, eine Stahlbeton-Fensterfront in L-Form von vielleicht 30 oder 40 m Länge. Werner entschied sich für eine mittlere Angebots-Preis-Kalkulation. Einige Tage nach der Angebotsabgabe erhielt Werner einen Anruf vom Architekten, dass er viel zu teuer sei und ob er kein Interesse an dem Auftrag habe? Werner erbat sich eine Nachkalkulationszeit und nahm eine Baubegehung vor. »Wahrlich ein gläsernes Villenprojekt in ein riesiges Hanggrundstück gebaut«, erklärte mir Werner erstaunt. »Aber ich kann kaum etwas nachlassen, die Risiken sind einfach zu groß«, meinte Werner weiter, »dann müssen wir eben auf den Auftrag verzichten.«

Tatsächlich kam es so, der Auftrag ging an einen bedeutend billigeren Mitbewerber, aber es war uns klar, auf diesen Preis konnten/wollten wir nicht eingehen und es war uns auch schleierhaft, wie ein Mitbewerber die Glasfront zu einem solch günstigen Preis abwickeln konnte. Werners Kommentar dazu war nur: »Bei solch einem Konkurrenz-Angebot muss es einen Haken geben!«

Einige Wochen später saßen wir bei unserem Lieblings-Italiener in der Altstadt und wer kommt da plötzlich zur Tür herein – Rocky mit seiner Trixi. Bravo, dachte ich, Hedwig war also doch nur ein Abendteuer und die Ehe-Flamme glüht wieder! Und Werner meinte dazu: »Trixi scheint offenbar seine wahre Liebe zu sein.«

Die beiden hatten uns aber nicht erblickt und das war auch gut so. Sie nahmen in einer vorderen Nische ihre Plätze ein und der Inhaber plauderte angeregt, lustig Smalltalk mit den beiden. Trixi ging geschickt auf den Gastwirt ein und passende Pointen führten zu fröhlichem Gelächter, wobei Rocky eher eine ernste Miene zog.

Für mich stellte sich dann noch die Frage, weshalb wird eine so gescheite, weltgewandte Geschäftsfrau betrogen? Ich hatte vor längerer Zeit bei einer Begegnung eine Visitenkarte von ihr bekommen, die sie als Prokuristin im Unternehmen auswies.

Ich weiß nicht, wie viele Jahre vergangen sein mögen, aber es war schon ein langer Zeitraum, denn Anna war bereits Schulkind, als Werner auf einem Golfplatz im Landkreis diverse Arbeiten zu erledigen hatte und mit Rocky und seiner Trixi zusammentraf. Werner hatte die beiden schon von Weitem erblickt und Werner registrierte, dass seine Ehefrau seinen »Cady« spielte. Dann kam Rocky auf ihn zu: »Schade, Herr Nomis, dass es vor drei Jahren nicht zu einer Zusammenarbeit gekommen ist, wahrscheinlich hätten wir mit Ihnen nicht diese Probleme, die wir jetzt durchzustehen haben.« Er erzählte von einem Prozess bezüglich der Scheibenfront, was man beim Einbau nicht erkennen konnte, und jetzt ständigem Fehlalarm. »Wir sind es nun leid und wollen umgehend, ohne das Ergebnis des Prozesses abzuwarten, auf eigene Rechnung die gesamte Glasfensterfront einschließlich Wintergarten auswechseln lassen. Unser Architekt wird Ihnen in Kürze Unterlagen dazu übersenden«, beendete er das Gespräch und ging weiter zum nächsten Abschlag. Er rief dann noch: »Wann machen wir wieder eine Motorradtour?«

Tatsächlich erhielten wir einige Tage später die Angebotsunterlagen und Werner rechnete erneut.

Was soll ich sagen, wir erhielten zu einem fairen Preis den Auftrag. Bei dem Glasaustausch am Wintergarten stellte sich aber heraus, dass keine Dichtmasse vorhanden war und zusätzlich eingebaut werden musste, was nicht im Angebot berücksichtigt werden konnte. Jetzt ging das Tauziehen um die Kosten mit Trixi los, die sich eingeschaltet hatte, wobei Werner die knallharten Muskeln der gewieften Geschäftsfrau zu spüren bekam. Letztlich einigte man sich auf einen Betrag, der für uns sehr wohl insgesamt eine niedrigere Gewinnmarge einbrachte. Nach Abschluss der Arbeiten luden uns Trixi und Rocky an einem Sonntagnachmittag in ihre Villa ein. Schon der Anblick von außen war gigantisch. Wow, dachte ich, Werner hat dir gar nicht davon vorgeschwärmt? Der Bau erinnerte mich ein wenig an den Neubau einer Fußball-Ikone, den ich letztens in einer Illustrierten abgebildet sah.

Spätestens jetzt musste ich neidlos anerkennen, dieser Rocky ist nicht nur Casanova, er ist auch ein Visionär! Aber ein starker Mann ist nur stark mit einer starken Frau, war mich gleichzeitig bewusst.

Als uns Trixi vor dem Treppenaufgang – alles großflächig mit weißem Marmor – begrüßte, erklärte sie uns, dass ihr Mann seit Mittwoch geschäftlich unterwegs sei, aber er habe soeben angerufen, er sei in einer Viertelstunde da. Werner und ich schauten uns irritiert an. Sie erzählte dann weiter, dass es schon eine enorme Belastung für sie sei, dass ihr Mann so oft unterwegs sein müsste und manchmal wünsche sie sich die früheren Zeiten eines geregelten Feierabends doch zurück. Wie ich erfuhr, war sie an vielen Wochenenden mit dem Sohn alleine. »Wie gestalten Sie sich das Wochenende?«, war meine Frage. »Ja, wissen Sie, ich komme freitags vor 19.00 Uhr nicht aus dem Büro, gehe noch etwas auf die Schnelle einkaufen und entweder samstags oder sonntags kommt mein Mann dann nachhause. Das ist eben der Preis«, erwiderte sie.

Trixi war wieder in Schwarz-weiß, vorherrschend dunkel, aber sehr elegant gekleidet. Mit ihrer zierlichen Figur wirkte sie eher zart, aber sie war von zäher Natur. Wir gingen in die oberen Räume, was ich da sah, ließ mir noch einmal den Atem stocken. Trixi erzählte, dass der Wintergarten jetzt dicht und »hoffentlich bleibt es so« auch kein Fehlalarm mehr zu verzeichnen sei.

Auf der Süd-Westseite gab eine Glasfront den Blick auf einen Teich und einen großen Swimmingpool frei. Das Haus war auf einem vielleicht 3000 qm großen Grundstück in einen Hang gebaut und niemand hatte von außen Einblick. Im Haus gab es kleine Wohninseln mit wenigen, aber wertvollen Einzelstücken an Möbeln. Ich bewunderte dieses wunderbare Zusammenspiel von Moderne mit Stilmöbeln. Passende, außergewöhnlich hübsche, große Bildkunst zierte die glasfreien Wände. Trixi erzählte mir, dass sie überwiegend dieses Haus gestaltete und dass sie eigentlich ihren Beruf verfehlt habe. Aber sie werde in ihrem nächsten Leben Innenarchitektin und lächelte mich freundlich dabei an.

Also ist sie diejenige, welche … also doch, hinter jedem Visionär, steht auch eine Visionärin, dachte ich.

Was mir noch in diesem Haus so interessant aufgefallen war, dass sich vor der Küchen- und Herdfront eine vielleicht einen halben Meter breite Fensterfront entlangzog, die den Blick auf den Eingangsbereich und die weiter entfernt stehenden Häuser frei gab.

Ein gekonnt interessantes Zusammenspiel während des Kochens, war mir bewusst.

Inzwischen kam Rocky die Treppe herauf und begrüßte uns freundlich. Seine Frau küsste er auf den Mund, mich nahm er derweil in den Arm und Werner schaute freundlich blitzend zu mir rüber. Wenigstens hat es Werner gecheckt, dass ich nichts von Rocky will, waren meine Gedanken. Aber so ist er halt ... schöne Frauen ..., Luxus ... und seine Welt schien in Ordnung! Aber war sie wirklich in Ordnung? Ich hatte so meine Bedenken, als ich hörte, dass er am Wochenende so oft unterwegs ist.

Wir gingen dann gemeinsam ins Esszimmer, in dem Kaffee und schmackhafter Kuchen serviert wurden. Anschließend gab es einen italienischen Rotwein, Santa Christina. Die Männer verabredeten in zwei Wochen eine Motorradtour, und ich lud Trixi zu mir ein. Gegen 18.00 Uhr verließen wir die Villa »Rocky/Trixi«, weil unsere Anna bei einer Schulfreundin abgeholt werden musste.

Montags ging ich nach einer Woche Urlaub wieder ins Büro. Rainer empfing mich freundlich und dass er froh sei, dass ich wieder da wäre. Hedwig habe sich sehr aufgespielt in der Zwischenzeit. »Gibt es sonst was Neues?«, fragte ich meinen netten Kollegen. »Ja, Hedwig sei in Bad Homburg vor dem Spielkasino mit ihrem Freund gesehen worden, silbermetallic große Mercedes-Limousine, 300er oder so ...«, antwortete Rainer. Ich entgegnete nur: »Eine hübsche Frau gehört in ein hübsches Auto, aber wir wollen uns ja nicht an Gerüchten beteiligen«, setzte ich eine Grenze und wechselte das Thema.

Mir war jetzt alles klar und mir schien, dass sich ein Drama anbahnte. Also hatte die Ehefrau doch nicht gewonnen! Was geht eigentlich in dem Mann vor, war mir völlig unklar. Man kennt ihn, aber man kennt ihn doch nicht. Und wahrscheinlich ging es der Ehefrau genau so. Mal ist er Ehemann und Vater, mal ist er Geschäftsmann, mal Geliebter! Was ist er eigentlich sonst noch – Spieler?

Abends rief mich Trixi an, dass ihr Mann in der Nacht per Notarztwagen mit Verdacht auf Herzinfarkt in die Klinik eingeliefert worden sei und dass wohl der Motorradausflug erst einmal ausfallen müsse. »Aber wir können uns trotzdem treffen«, meinte sie. »Ja natürlich, sehr gerne, ich freue mich, wenn Sie kommen«, entgegnete ich ihr. Mit guten Genesungswünschen für Rocky endete das Telefonat.

Werner und ich hatten zu Beginn unserer Ehe einen Abend in der Woche (jeweils nach Absprache) vereinbart, den wir ausschließlich für private Gespräche bzw. Aussprache nutzten. Diesen Abend hatten wir für heute angesetzt, und ich erzählte ihm die ganze Dramatik um Rocky + Trixi + Hedwig. »Ein Drehbuchautor könnte es sich nicht dramatischer ausdenken«, war sein Kommentar, »und das ist ja richtig spannend!« »Ja, Ausgang ungewiss«, schloss er das Thema ab.

Zu unserer persönlichen Zukunft beschlossen wir, das angrenzende Grundstück an unseren Bungalow von unserem ehemaligen Besitzer zu kaufen. Er hatte es uns vor wenigen Wochen angeboten, jedoch hatten wir uns Bedenkzeit erbeten.

Zwei Wochen später folgte der Abend mit Trixi, ein angenehmes, fröhliches Beisammensein und sicher für beide ein Genuss. Wir sprachen über die ungewisse Krankheit ihres Mannes, denn ein Herzinfarkt hatte sich nun doch nicht bestätigt, eher vegetative und psychosomatische Störungen. Er wolle jetzt kürzertreten und nicht mehr so oft unterwegs sein, habe er ihr erklärt. Aber Trixi machte sich keine wirklichen Sorgen, hatte ich den Eindruck. Schließlich sei sie ja den ganzen Tag im Geschäft und es laufe auch ohne ihn, warf sie ein. Auf meine Frage sprach sie von vierzig Mitarbeitern, die das Unternehmen derzeit beschäftigte.

Als sie gegangen war, stellte ich fest, sie ist eine sehr quirlige, witzig-fröhliche, aber auch charakterfeste Persönlichkeit, die ihresgleichen sucht, war mir bewusst. Doch sie ist auch sehr dominant, hatte ich herausgefunden.

Unsere Hedwig dagegen auch eine »gestandene Persönlichkeit«, die weiß, was sie will, meinte ich diese charakterisieren zu können. Aber wahrscheinlich schaut sie zu Rocky, dem Visionär, enorm auf, besonders wenn er in der Spielbank die Dollars in den Augen vorstellt. Aber so sind die Frauen, wir machen zwar unser Ding und können es eigentlich genauso gut und trotzdem schauen wir immer wieder an den Männern hoch! Warum betrachten wir sie nicht als ebenbürtige Partner? Kein Geschäftsmann, kein Staatsmann oder sonst wer ist mehr wert als eine beruflich engagierte Frau, Mutter oder Hausfrau! Der Geschäftsmann nimmt sich einfach das Privileg und die meisten Menschen akzeptieren es ohne zu hinterfragen.

Das ist ja klar, Hedwig erlebt Rocky als einen erfolgreich agierenden Geschäftsmann mit viel Großgeld, aber Trixi hat alles mit ihm aufgebaut. Er hatte Schulden, wie er mir erzählte, wie könnte sie jemals an ihm hochschauen? Aber Rocky schien die Art, dass die Frau an seiner Seite zu ihm aufschaut, für seine Entwicklung jetzt zu benötigen oder was weiß ich? Zwischen beiden Frauen liegen aber unendliche Welten, mochte ich das Rätsel für mich auflösen.

Rocky rief einige Zeit nach seinem Krankenhausaufenthalt Werner an und die beiden verabredeten zum Wochenende einen Motorradtag, weil ein traumhaftes Wetter vorausgesagt war. Dabei erklärte Rocky, dass er sich erst einmal eine Auszeit nehme, aber es gehe ihm schon besser: »Denn wenn Sie ein Stück weiter sind, dann ist der Horizont immer noch einmal ein Stück weiter, die Arbeit hört nie auf«, zitierte er Ferdinand Piëch.

Die beiden Männer fuhren eine weite Strecke Richtung Süd-Deutschland und hatten sich ein idyllisches Gasthaus Richtung Würzburg zum Mittagessen ausgesucht. Es war ein herrlicher Sonnentag im Garten dieses noblen Restaurants, das Rocky offenbar gut kannte.

Nach einiger Zeit Smalltalk hatte Rocky plötzlich Vertrauen gefasst und es kam ihm über die Lippen: »Herr Nomis, ich befinde mich in einer sehr misslichen Lage, sozusagen in einer Zwickmühle, die offenbar meine neuerliche Krankheit hervorgerufen hat. Ich muss mich, glaube ich, endlich zwischen beiden Frauen entscheiden, wenn ich diese Herzattacken oder was es auch immer sei, wieder loswerden will. Immerhin geht das Doppelleben mit Unterbrechungen schon einige Jahre, wobei Trixi völlig ahnungslos ist. Ich glaube, sie liebt mich ungemein und ahnt überhaupt nichts davon. Dazu haben mich die Jahre mit der Geliebten einen großen Berg Schulden anhäufen lassen und wenn Trixi davon erfährt, ich glaube, sie kann mir niemals verzeihen, sodass mir eigentlich nur der Weg zur Geliebten übrig bleibt.«
Die schöne schlaue »Lisa« setzte den Gigolo schachmatt, dachte Werner dazu.

Rocky fuhr fort: »Aber wie sage ich's meiner Frau und dann die Teilung von Anwesen, Unternehmen und Vermögen?«

»Ich kann Ihnen nichts dazu sagen, ich war in einer solchen Lage noch nie«, entgegnete Werner. »Das erwarte ich auch nicht«, meinte Rocky, »aber es tut schon sehr gut, wenn Sie mir einfach nur zuhören und es als Ihr Geheimnis bewahren. Ich weiß es sehr zu schätzen, dass von Ihrer Frau niemals Gerüchte ausgegangen sind und bitte sorgen Sie dafür, dass das auch so bleibt, denn ich schätze Ihre Bauleistungen sehr und das war bisher sicher noch nicht alles.« Klare Worte von Rocky, dachte Werner.

Der Ober kam und die beiden zahlten ihre »Zeche« getrennt. Dann beschlossen sie, den Rückweg mit diversen Abstechern anzutreten, um nicht vom Feierabendverkehr in ihrer rasanten Fahrweise immer wieder behindert zu werden, wobei Werner eine gewisse Geschwindigkeitsgrenze anordnete, immerhin habe er Frau und Kind zuhause und fuhr fort: »Rocky, Ihnen sind mögliche Folgen ja nicht unbekannt.« »Ja, ja, ich weiß, aber Motorradfahren gibt mir eine unendliche Freiheit, sodass ich Gefahren manchmal gar nicht richtig wahrnehme, das ist schon so«, meinte Rocky und los ging's.

Am frühen Abend war die Motorradspritztour dann zu Ende und Werner erzählte mir natürlich von dem aufregenden Männergespräch. Wenn ich Rocky mit seiner Geliebten nicht mit eigenen Augen gesehen hätte, ich hätte es Werner nicht glauben können, und wir waren uns einig, dass da eine Dramatik beginnt, wenn sich Rocky tatsächlich von seiner ahnungslosen Frau trennt.

Die Gerüchteküche um Hedwig war sehr still geworden, und ich hatte ohnehin nichts darüber zu erzählen. Mir fiel nur auf, dass sie besonders nett zu mir war, sofern wir geschäftlich miteinander Kontakt hatten. Inzwischen hielt der Winter Einzug und Weihnachten stand vor der Tür. Ich hatte mich mit Trixi einige Male in der Stadt getroffen, und wir gingen zusammen bummeln und ein Käffchen trinken. Trixi meinte dann zu mir, ob wir zu Silvester schon etwas geplant hätten, was ich verneinte. »Dann haben Sie jetzt etwas vor«, antwortete sie keck.« »Ach ja, und was?« »Wir laden Sie zu uns nachhause ein, wir werden uns einen Fondueabend machen, es kommt noch ein junges Ehepaar und sicher wird es ein lustiger Abend, mein Mann kommt zwar nachmittags erst von seiner Geschäftsreise zurück, aber ich werde schon alles vorbereiten, sodass er nur noch ins Geschehen eingreift«, gab Trixi zur Antwort.

Hm, dachte ich, also doch kein Drama und dankte ihr zustimmend für die Einladung.

Zuhause erzählte ich es Werner, und wir schauten uns nur verblüfft an. »Was für eine Ehe mit unzähligen Geschäftsreisen«, meinte ich zu Werner.

Am Silvesterabend fanden wir uns gegen 18.00 Uhr in der Villa »Rocky/Trixi« ein. Ein junges Ehepaar war schon anwesend und Trixi einigermaßen nervös. Sie sah merkwürdig traurig im Gesicht aus. Ich konnte es gar nicht recht definieren. Als wir einige Zeit vor dem interessanten Kamin saßen, meinte Werner zu Trixi: »Ist Ihr Mann noch gar nicht da?« Ihr Gesicht verfinsterte sich, die Fröhlichkeit wich aus dem Gesicht und sie entgegnete ernst: »Herr Nomis, mein Mann hat heute Nachmittag einen Streit vom Zaun gebrochen und mich und dieses Haus nach unbekannt verlassen. Ich weiß nicht, wo er hin ist, ich habe keinerlei Ahnung. Er hat mir gesagt, dass er in den nächsten Tagen seine Kleidung abholen werde, den Zirkus mit mir könne er nicht mehr ertragen! Zum Weiteren fiel mir da heute Abend ein zusammengefalteter Zettel in die Hand, als ich die Halskette, das Weihnachtsgeschenk meines Mannes anlegte, die Schatulle aber herunterfiel und das Innenleben auseinanderbrach. Ich puzzlete den Zettel auseinander, auf dem mit Schreibmaschine geschrieben stand: »Rocky gehört schon lange nicht mehr dir!« Ich bin entsetzt, und ich habe viele, viele Fragen an Rocky, aber so ist das Leben; doch jetzt wollen wir Silvester feiern. Ich freue mich, dass Sie alle da sind«, holte eine Flasche Rotwein »Villa Antinori«, die sie vorbereitet hatte, und goss die modernen bauchigen Stielgläser halb voll.

Wenngleich wir einigermaßen geschockt waren, wurde es dennoch ein lustiger Abend. Trixi bewegte sich im Smalltalk so professionell, dass ich sie ungemein bewunderte und dachte, von dieser Frau kannst du wirklich noch lernen. Was für eine starke Frau!

Aber ich glaube, das ganze Ausmaß dieses für sie so ereignisreichen Silvestertages hatte sie überhaupt noch nicht begriffen.

Gegen zwei Uhr verließen wir das Anwesen. Diesmal hatte Werner kaum etwas getrunken, sodass er den Wagen nachhause chauffierte. Gesprächsthema war natürlich die starke Frau Trixi und wie ihre Zukunft wohl aussehen wird. Für uns, die einige Hintergründe kannten, eine spannende Geschichte, aber wir wollten natürlich nicht zwischen den Fronten stehen und beschlossen, uns völlig herauszuhalten. Deswegen hatte ich auch Trixi bisher nicht das Du angeboten.

Einige Wochen später, Mitte Januar, traf ich in der Stadt meine Jugendfreundin Jutta. Sie erzählte mir, dass ihr Mann vor einem Jahr nach langem Leiden an Krebs verstorben sei, aber dass sie im Moment eine andere schwierige Aufgabe hätte. Sie müsse jetzt ihre Freundin Trixi unterstützen, sodass sie keine Zeit zum Nachdenken und Grübeln habe.

Ich war sehr gespannt, und ich spürte, Jutta musste sich einfach mal Luft machen. Sie berichtete, dass der Mann ihrer Freundin Trixi am Silvestertag einen Streit vom »Zaun« gebrochen habe und an einen unbekannten Ort verschollen sei. Jutta weiter: »Ihr Ehemann gibt ihr keinerlei Erklärungen dazu ab. Er erscheint ganz normal morgens im Büro und hält vollkommen Stillschweigen darüber, wo er sich jetzt aufhält. Er hat seine gesamte Kleidung, auch Sommersachen, seine Golfschläger und sein Motorrad abgeholt. Trixi tappt völlig im Dunkeln über seinen Aufenthaltsort, was für sie kaum auszuhalten ist. Ich bin deshalb jedes Wochenende bei ihr, und wir unternehmen zusammen etwas und gestalten das Wochenende. Ich riet ihr, unbedingt einen Detektiv einzuschalten, damit diese Unklarheiten, die sie völlig irre machten, beseitigt werden. Zum anderen ist es für sie einfach nicht denkbar, dass er sich bei einer anderen Frau aufhalten könnte! Ich erklärte ihr immer wieder, dass das aber sehr wohl die einzige Möglichkeit sei.«

»Was für ein furchtbares Drama«, unterbrach ich Jutta und erzählte natürlich nicht, dass ich Trixi kenne, um die Geschäftsverbindungen nicht zu gefährden. »Du, ich habe um 17.00 Uhr einen wichtigen Termin und muss mich leider jetzt verabschieden.« Wir vereinbarten, uns einmal zum Stadtbummel und Kaffee zu treffen, tauschten unsere Adressen aus, umarmten uns und ich wünschte Jutta alles Gute.

Meine Güte, was für ein Entsetzen im Hause Rocky, dachte ich und an allem ist letztlich unsere Hedwig schuld? Aber Rocky ist ein Casanova, das war er doch schon zu Schulzeiten …., machte ich mir bewusst und durch den Ehebruch hat er unendliches Leid über seine Familie gebracht. Dieser Ehebruch ist keine Privat- und schon gar keine Nebensache!
Was ist Trixi aber auch für eine ungewöhnliche Frau, wie kann sie unter diesen Umständen im Unternehmen weiter arbeiten und ihre Leistungen erbringen? Wie verkraftet das Unternehmen diese Tragik oder kommt es zum Eklat?

Szenenwechsel

Eines Tages geschah es, ich hatte eine so heftige Auseinandersetzung mit Werner, bei der er schließlich handgreiflich wurde. Er hatte versucht, mir im Eifer des Gefechtes leicht die Gurgel zuzudrücken, weil er sich in der Streitauseinandersetzung mächtig gereizt fühlte, war mir plötzlich bewusst geworden. Ich gab sofort klein bei, er ließ mich los und ich floh in panischer Angst zu den Nachbarn. Während Werner dann zu einem Termin fuhr, packte ich die nötigsten Sachen, nahm mein Kind und zog zu einer Freundin. Es ging mir gar nicht gut dabei, aber ich hatte plötzlich panische Angst vor Werner bekommen und konnte nicht mehr mit ihm zusammen wohnen. Während ich von der Wohnung meiner Freundin aus meiner Berufstätigkeit nachging und Anna zur Schule, blieb Werner in stetigem telefonischen Kontakt mit mir und Anna. Er entschuldigte sich, dass so etwas niemals wieder vorkommen würde und ich möge doch zurück ins Haus kommen, damit der Familienfrieden wiederhergestellt sei. Dem konnte ich aber nicht so ohne Weiteres nachkommen, sondern wir beschlossen nach vielen Wochen, dass ich mit Anna zurück ins Haus ziehe und dass Werner vorübergehend auf unbestimmte Zeit bei einem befreundeten Ehepaar in dessen Gästezimmer über Nacht wohnen würde. Ansonsten pendelte sich der Tagesablauf langsam wieder ein. Das war eine gute Lösung, und ich konnte damit umgehen. Anna war überglücklich, tagsüber ihren Papa wieder sehen zu können. Ich nahm meine Tätigkeit im Büro von Werner wieder auf, in dem viel liegen geblieben war und meine panische Angst vor ihm entwickelte sich langsam zurück, je mehr sich mein Vertrauen zu ihm wieder einstellte. Werner war jetzt sehr liebevoll zu mir und umgarnte mich ehrlichen Herzens mit großer Zuneigung.

Etwa nach drei Monaten intensiver Arbeit an unserer Beziehung war es dann so weit. Wir hatten unsere Ehe gerettet und Werner zog in unser Haus zu Frau und Kind.

Szenenwechsel

Nach unserem überstandenen Ehedrama traf ich mich heute zum ersten Mal mit Jutta in der Stadt in einer Eisdiele. Ich berichtete, dass unsere Ehekrise soweit beigelegt und Normalität in Haus und Büro wieder eingekehrt sei. Jutta ihrerseits berichtete, dass ihr der Tod ihres Mannes doch noch sehr zu schaffen mache, aber viel Ablenkung erfahre sie in ihrem Beruf und das mit Trixi sei ja auch noch nicht ausgestanden. Trixi weiß jetzt definitiv, dass ihr Mann eine andere Freundin habe, bei der er auch wohnt. Die Beziehung soll schon viele Jahre mit Unterbrechungen laufen. Trixi und ihr Mann führen über die Beendigung ihres gemeinsamen Lebens und die Teilung des Vermögens unendliche Gespräche, damit die Rechtsanwälte sich den »Kuchen nicht aufteilen«, aber es gestalte sich alles sehr, sehr schwierig. Ihr Mann wolle punktuell den »Sack mit sieben Zipfeln« und er wolle wieder neu bauen, sofern seine Frau im Hause bleiben wolle. In der kleinen Eigentumswohnung zu leben, das sei grausam für ihn. Man denke aber auch daran, die Villa zu verkaufen.

Szenenwechsel

Ich erzählte Werner von allem und besonders, dass Rocky und Trixi die Villa gegebenenfalls verkaufen wollten. »Hätten wir nicht Interesse am Kauf der Villa?«, stellte ich in den Raum. Werner war plötzlich begeistert von der Idee und antwortete: »Dann geben wir das Grundstück nebenan wieder frei und …« Wir beschlossen sogleich, dass ich mit Rocky telefonieren sollte.

In den nächsten Tagen versuchte ich Rocky telefonisch zu erreichen, was mir allerdings nicht gelang. Ich bat seine Mitarbeiterin, dass er mich doch zurückrufen möge. Das passierte gleich am folgenden Nachmittag. Rocky war einigermaßen erstaunt, aber er werde die Sache mit Trixi besprechen: »Vielleicht ist das sogar eine ganz gute Idee«, meinte er schließlich.

Es kam, wie es kommen sollte, nun zu einem Verkaufsgespräch der Villa Rocky/Trixi im Frühling ein Jahr nach Rockys Auszug. Die Kostenvorstellungen lagen aber noch einigermaßen weit auseinander, sodass wir uns gegenseitig Bedenkzeit erbaten. Trixi dachte daran, im Falle des Verkaufs in das alte Haus einzuziehen.

Werner und ich einigten uns, noch 100.000 DM draufzulegen und zu schauen, ob wir damit einen Vorvertrag tätigen könnten, damit wir das Grundstück nebenan endlich frei geben konnten. Unser alter Herr machte uns nämlich langsam Druck, denn es seien noch mehr Interessenten da, und er wolle in seinem Alter nun verkaufen.

Das nächste Gespräch mit Rocky und Trixi erbrachte eine Einigung dahingehend, schnellstmöglich einen Vertrag zu unterzeichnen. Über die Kostenfrage war Einigkeit erzielt. Und nun ging alles sehr schnell. Unser Einzug sollte spätestens im März des kommenden Jahres sein, weil noch Renovierungsarbeiten in dem Haus von Trixi vorgenommen und dem Mieter erst gekündigt werden musste.

Ein Jahr später, im Frühsommer, wir waren längst in die Villa Rocky/Trixi eingezogen, alles war zufrieden stellend abgewickelt, kam erneut ein Angebot über Stahlbau mit Glasfensterfront vom Architekten Wilhelm über ein Bauvorhaben ICKOR. Wir waren natürlich sehr neugierig, was das nun schon wieder war. Wir fuhren abends raus auf die Baustelle, und was wir da erblickten, war mehr als gigantisch: Das Grundstück war noch einmal um einiges größer als unseres und offenbar wurde ein zweites Haus daneben gebaut. »Sicher ist dies das Gesindehaus«, meinte ich lachend zu Werner. »In der Tat, genau so schaut es aus«, antwortete Werner und wir fuhren zurück ins Büro.

Noch am gleichen Abend nahmen wir uns das Angebot vor und zwei Tage später telefonierte Werner mit dem Architekten, und wir sandten dann das Angebot, noch einmal korrigiert, an sein Büro. Tage später kam ein Anruf von Herrn Wilhelm mit dem Hinweis, dass wir 30.000 DM zu teuer seien. Werner kalkulierte nochmals alles durch und meinte zu mir: »Ich kann höchstens 20.000 DM günstiger werden.« »Dann telefoniere mit Herrn Wilhelm und erkläre ihm die Qualität unserer Arbeiten und dass einfach mehr nicht möglich sei«, riet ich Werner.

Tage darauf kam ein Anruf von Rocky: »Herr Nomis, ich möchte gerne mit Ihnen zusammen arbeiten, Sie haben den besten Ruf hier in der Gegend, aber 10.000 DM sind es einfach noch zu viel.« Ich hatte das Gespräch per Lautsprecher mitgehört und schrieb Werner schnell auf einen Zettel: Versuche es mit fünftausend DM. »Rocky, wir sind beide Geschäftsleute, wie wäre es, wir teilen uns den Spaß, und ich bin mit 5.000 DM dabei«, erwiderte Werner. »Sind Sie aber ein DM-Fuchser, okay, ich bin einverstanden, Sie sollen den Auftrag haben«, meinte Rocky schließlich.

Nachdem Werner den Hörer aufgelegt hatte, klopfte ich ihm zufrieden auf die Schultern und lobte seine Verhandlungstaktik, auch wenn sie letztlich von mir stammte. Ich war seit unserer Trennung wieder sehr glücklich mit Werner geworden und das sollte auch so bleiben. Wir waren beide bemüht, unsere Beziehung so gut wie möglich zu gestalten, beziehungsweise ich änderte meine Einstellung, wenn Werner wieder einmal stur seinen

Kopf durchsetzen wollte. Aber fast immer ging es dabei um die berüchtigten »Kleinigkeiten«, die das Leben manchmal so schwer machten! Bei den großen Entscheidungen hatten wir bezeichnenderweise keine Meinungsverschiedenheiten.

Zwei Wochen später kam der schriftliche Auftrag und mit der Glasbestellung sollten wir eine Vorauszahlung erhalten. Diese Zahlung erfolgte aber nicht. Ich rief den Architekten an, um zu hören, was los sei … Er erklärte mir, dass es bei Rocky im Zuge der Trennung von seiner Ehefrau zu einem finanziellen Engpass gekommen und dass das gesamte Bauvorhaben noch nicht abschließend finanziert sei und Verhandlungen noch mit seiner Ehefrau liefen. »Dann werde ich die Glasbestellung erst einmal schnellstens stornieren«, entgegnete Werner dem Architekten und beendete das Telefonat. Werner hatte Glück, die schriftliche Bestellung war bei dem Lieferanten gerade heute erst eingegangen und konnte zunächst auf »Eis gelegt« werden. Jetzt mussten aber weitere Aufträge für unser Unternehmen ran und Werner und ich legten eine halbe Nachtschicht ein, um liegen gebliebene Angebote umgehend, so weit noch möglich, fertig zu machen und sofort rauszuschicken.

Irgendwie las ich zwei Tage später an unserem schwarzen Brett einen Aushang, wonach Hedwig ihre Eigentumswohnung verkaufen will. Hm, dachte ich, wie das wohl zusammenhängt, und erzählte Werner davon. »Interessant, Rocky will eigentlich alles wieder wie vorher, nur mit einer anderen Frau«, entgegnete Werner. »Das wollten wir doch auch«, meinte ich. »Aber mit derselben Frau, Liebes«, sprach Werner und nahm mich liebevoll in den Arm und küsste mich innig und leidenschaftlich zugleich. Er hatte sein Herz und seine Sinne augenblicklich an mich vollkommen verloren und war so romantisch wie nie zuvor. Wir legten eine Stunde oder mehr Liebesleben im Büro ein …, erst als das Telefon widerlich schrillte, erwachten wir jäh, wie aus einem wundervollen Traum. Sogleich beschloss ich, den Klingelton umgehend zu ändern.

Der Architekt Wilhelm war am anderen Ende der Leitung und kündigte an, dass jetzt die erste Ratenzahlung unterwegs sei und dass das gesamte Bauvorhaben nun fest finanziert sei. Die Banken hätten »grünes Licht« gegeben und die Ehefrau ebenso ihren Part dazu beigetragen.

Werner wartete aber noch mit der Freigabe der Bestellung ab, bis das Geld tatsächlich auf dem Konto war. Dann nahm alles seinen geregelten Lauf. Werner hatte inzwischen Routine bei solchen Bauvorhaben, er wusste, worauf es ankam, und unsere Leute zogen toll mit. Wir achteten peinlich darauf, dass die vereinbarten Zahlungen auch auf dem Konto sein konnten, also Abschlagsrechnungen rechtzeitig fertig machen, möglichst zwei Tage vor entsprechender Fertigstellung absenden, war Werners Anweisung.

Der Bau schritt schnell voran und Werner bat mich, eines Abends mit auf die Baustelle zu fahren, er habe etwas mit mir zu besprechen. Er fuhr schon voraus und war deshalb auch früher auf der Baustelle. Ich fand die Baustelle aber nicht gleich und als ich näher kam, konnte ich von Weitem Rocky und unsere Hedwig mit Werner beisammen stehen sehen. Da wollte ich nun aber doch nicht dazwischenkommen und fuhr spantan am Bauvorhaben vorbei, rief Werner auf dem Handy an und erklärte ihm alles. »Okay, antwortete Werner, ich muss aber erst noch einmal ins Büro«, beendete er das Gespräch.

Gegen 20.00 Uhr war Werner dann zuhause in unserer Villa, und ich hatte derweil noch etwas zu essen bereitet. Anna kam zum Essen rauf, und wir genossen Familie pur. Nach der Mahlzeit verschwand sie wieder in ihrem »Reich«.

Werner und ich saßen noch ein wenig im Wintergarten, plauderten über alles möglich und genossen einen Rotwein. Dabei erzählte mir Werner, dass das zweite Haus auf Rockys Grundstück wohl eine Wohnung für seine Eltern werden solle. Diese hätten ihr Haus in der Stadt verkauft und offenbar das Geld nicht rechtzeitig bekommen. Daher der anfängliche Geldmangel, rehabilitierte sich Rocky. »Soll man das glauben?«, gab ich zu bedenken. »Ist ja auch egal«, antwortete Werner, »Hauptsache wir haben unser Geld.« »Nun ja, ein bisschen prekär war die Situation anfänglich schon für uns«, warf ich bestimmt ein. Und Werner schloss das Ganze ab mit: »Ist ja noch mal gut gegangen!« »Fast«, ergänzte ich.

Ich erzählte Werner, dass Hedwig ihre Eigentumswohnung verkaufen wolle und ob wir nicht Interesse daran hätten? »Hm«, meinte Werner, »muss ich mir mal durch den Kopf gehen lassen.«

Am nächsten Tag sah ich am schwarzen Brett, dass der Aushang abgenommen war. Ich sprach Hedwig gleich darauf an und sie erklärte mir, dass sie es sich noch einmal überlegt habe, sie wolle die Wohnung nun doch behalten. Merkwürdig, aber gut, dachte ich.

An diesem Montag lief an meinem Arbeitsplatz alles ein bisschen verkehrt und mein Kollege Rainer und ich hatten alle Hände voll zu tun, um die Dinge in die richtigen Bahnen zu leiten. Dazu musste ich zwei Überstunden machen und erst am Nachmittag war alles wieder soweit am Laufen.

Rainer erzählte mir dann beiläufig: »Ach, Frau Nomis, ich muss es Ihnen einfach erzählen, ich habe gestern Hedwig mit unserem großen Boss in Bad Mergentheim in einem Café eng umschlungen, verliebt turtelnd gesehen. Ich war mit meiner Freundin dort zum Bummeln, und wir wollten in dieses Café gehen, haben aber dann Abstand davon genommen und uns ein anderes Café ausgesucht.« »Haben Sie da auch richtig gesehen?« »Ja, ganz bestimmt, Hedwig trug das raffiniert auffallende T-Shirt, das sie manchmal auch schon im Büro getragen hatte, und der Chef seinen obligatorischen dunkelblauen Streifenanzug. Aber die beiden hatten ja schon mal ein Techtelmechtel zusammen, noch vor Ihrer Zeit, da lebte seine Frau noch, aber sie war schon sehr krank damals«, erklärte mir Rainer. Ich hatte meine Sachen bereits eingepackt und stand vor Rainer mit den Worten: »Ist ja interessant, aber ich muss jetzt gleich nachhause, mein Mann hat mir schon eine SMS geschickt und wartet dringend auf mich.« Er konnte sich dann doch nicht verkneifen: »Ist schon gut, ich weiß schon, Sie müssen mir ja nicht darauf antworten«, und verschwand durch die Tür.

Werner erwartete mich schon sehnsüchtig im Büro. Er hatte viel Schreibkram für mich vorbereitet und die Termine dazu drängten. Gegessen hatte ich in unserer Kantine schon, sodass ich gleich startete. Ich war von der Nachricht um Hedwig noch so geschockt, dass ich Werner erst einmal nichts davon erzählte. Ich setzte ihn aber in Kenntnis davon, dass Hedwig nun doch ihre Wohnung nicht verkaufen wolle. »Merkwürdig«, antwortete er. »Aber unsere nächste Rate vom Bauvorhaben ›Rocky‹ ist auch noch nicht auf dem Konto, könntest du den Architekten dazu einmal anrufen, ich habe gleich noch einen Termin auf einer anderen Baustelle.« »Okay, erledige ich«, war meine Antwort. Werner fuhr indessen los. Vom Architekten erhielt ich eine merkwürdige Antwort: »Wir müssen erst mal sehen, wie es weitergeht, es gibt da Probleme.« »Aber nicht von unserer Seite aus«, erklärte ich ihm bestimmt. »Wir haben die Arbeiten soweit ordnungsgemäß erledigt und fordern zu Recht die Bezahlung.« »Ja, ja, Sie bekommen natürlich Ihr Geld, ich mache mich dafür stark«, erklärte er mir mehr als verdutzt. Wenige Tage später hatten wir 70 % der vereinbarten Summe auf unserem Konto. »Warum dies nun schon wieder?«, fragte mich Werner. »Ob es mit Hedwig zusammenhängt? Sie verkauft ihre Wohnung nicht mehr und soll mit unserem großen Boss verliebt in Bad Mergentheim gesehen worden sein, dessen Frau ist ja vor einiger Zeit verstorben«, klärte ich Werner auf. »Ach, nimmt das Drama jetzt eine Wendung. Ich glaube, ich muss wieder mal eine Motorradtour mit Rocky machen«, lächelte mich Werner verschmitzt an. »Aber erst einmal muss ich nun selbst den Architekten anrufen, was da los ist. Das ist immerhin noch eine ordentliche Summe, die uns fehlt, wenn ich die Restzahlung mitrechne. Zwar sind unsere Selbstkosten im Augenblick weitgehend gedeckt, wenn ich die Kalkulation richtig im Kopf habe, aber Gewinn muss auch sein, ist schließlich geschäftsüberlebensnotwendig.«

Der Architekt erklärte Werner, dass es ein Stocken am Bau gäbe, Beziehungsdrama oder so … er habe auch keine Ahnung, die Lebenspartnerin habe einen Rückzug gemacht. Er weiß nun auch nicht, wie es weitergeht. Rocky sei erst einmal fertig mit der Welt. »Vielleicht geht der Weg zurück zur Ehefrau«, was weiß ich, bei Rocky ist doch alles möglich, klärte mich der Architekt Wilhelm auf. Damit endete das Gespräch, das Werner auf Lautsprecher gestellt hatte.

Werner und ich schauten uns Sekunden sprachlos an. Dann meinte Werner: »Ich rufe jetzt Rocky an und verabrede mich zu einer Motorradtour.«

Rocky war mehr als erfreut und willigte sofort ein. Die Tour sollte am ersten Mai gleich starten, weil herrliches Wetter vorausgesagt war.

Diesmal ging der Weg auf der A7 nach Norden Richtung Berlin. Ich verabredete mich indessen mit Jugendfreundin Jutta, die ihrerseits Trixi in die Disco in der Altstadt mitbrachte. Es wurde ein fröhlicher Abend und nach einigen Gläschen Wein die Zunge recht locker. Trixi begann dann: »Jetzt muss Rocky auch einmal mitmachen, wie das ist, wenn man betrogen wird. Diese Hedwig hat sich ja offenbar immer den Weg zu diesem sehr wohlhabenden Geschäftsboss offen gelassen. Als sie dann bei Rocky mitzahlen sollte, hat sie einfach ›no‹ gesagt und ›Bäumchen wechsele dich‹ gespielt. Was für eine clevere Frau! Sie ist auch zwischenzeitlich aus ihrer Wohnung ausgezogen und Rocky bewohnt diese gegen Mietzahlung alleine.« »Gibt es jetzt denn einen Weg zurück zu Ihnen?«, fragte ich Trixi.

»Einen Weg zurück, den gibt es nicht, niemals. Meine Gefühle sind vollkommen erloschen, wir haben nur noch eine geschäftliche Ebene miteinander und diese ist manchmal schwierig genug. Leider läuft das inzwischen gut gehende Geschäft nur auf seinen Namen, sodass er theoretisch vollkommen alleine bestimmen kann. Er ist derzeit aber ziemlich genervt, und ich überlege, ihm finanziell ›unter die Arme zu greifen‹, damit er seinen Bau fertig stellen kann und einen ›kühlen Kopf‹, behält. Was er da mit dem Neubau angeleiert hat, muss ja auch bezahlt werden und da muss er schon noch richtig arbeiten, damit es nicht eines Tages ›unter den Hammer‹ kommt«, antwortete Trixi.

Szenenwechsel

Strahlendes Hochsommerwetter an diesem ersten Maitag, geradezu prädestiniert für einen Motorradausflug. Rocky kam gerade um die Ecke die Straße heraufgedüst und Werner hatte seine 1000er Lawerda, die er inzwischen gegen ein neuestes Modell eingetauscht hatte, am Hof postiert. Die beiden Männer besichtigten kurz dieses in ihren Augen wundervolle Geschoss, und ich war ebenfalls runter auf den Hof gekommen. Rocky war gut gelaunt und hatte lustige Pointen auf Lager. So ist er halt ..., dennoch stellte ich einen veränderten Gesichtsausdruck fest. Das sonstige Blitzen und Strahlen des blauen Augenpaares konnte ich heute nicht wahrnehmen. Es waren eher traurige Augen, die mich voller Enttäuschung anblickten. Rocky meinte schließlich, dass er heute gegen 18.00 Uhr wieder zuhause sein wolle, weil er noch eine wichtige Verabredung habe. Ich wünschte gute vorsichtige Fahrt. Dann donnerten die beiden mit ihren Geschossen die Straße hinab und der Hall verschwand nach kurzer Zeit hinter den Häusern.

Rocky und Werner fuhren bis nach Berlin rein und suchten sich zum Mittagessen ein idyllisches Plätzchen am Wannsee auf einer Terrasse mit Seeblick. Rocky war doch einigermaßen geknickt und viel ruhiger als sonst, registrierte Werner und sprach ihn an, wie es ihm denn gehe. Dann sprudelte Rocky plötzlich aus sich heraus: »Wissen Sie, Herr Nomis, ich mache gerade durch, was meine Frau offenbar mit mir überstehen musste, und ich bin unendlich traurig und fassungslos. Die Frauen können es manchmal ebenso faustdick hinter den Ohren haben, und ich hätte niemals geglaubt, dass mir so etwas passieren könnte. Meine Lebensgefährtin Hedwig war in ein Doppelleben mit mir und ihrem Chef verstrickt und hat sich nun gegen mich entschieden. Niemals hätte ich mir so etwas träumen lassen. Ich dachte immer, Frauen können so etwas nicht, die sind ehrlich! Ich hatte meinen standesgemäßen Neubau natürlich auch mit ihrer finanziellen Unterstützung (Eintrag im Grundbuch etc.) geplant und nun kurz vor der Realisierung entscheidet sie sich anders. Es will mir nicht in den Kopf, was in den Frauen vorgeht. Ihr neuer Lebenspartner ist doch ein älterer Herr. Was will sie nur mit ihm? Warum bin ich ihr nicht gut genug? Ich hatte ihr ein so feudales Leben geboten. Ich war unendlich großzügig und mein Vermögen ist weitgehend dabei draufgegangen und nun so etwas. Nein, nein, nein, es will mir einfach nicht in den Kopf, ich denke manchmal, ich träume. Aber sie ist aus der Wohnung ausgezogen, und ich hocke jetzt da alleine, es ist für mich schier unerträglich.«

Werner warf ein: »Gibt es vielleicht einen Weg zurück zu Ihrer Frau?« »Nein, Herr Nomis, wir sind zwar Geschäftspartner, aber die Liebe ist, glaube ich, erloschen. Offenbar waren meine Eskapaden zu heftig und Trixi lebt ein neues, zufriedenes, sie lebt ihr Leben. Da gibt es keinen Weg zurück. Sie wird mich jetzt aber hoffentlich finanziell unterstützen«, entgegnete Rocky und weiter: »Aber ich habe heute Abend eine Verabredung mit meiner Jugendfreundin Susi und darauf freue ich mich schon sehr. Ihr Vater ist inzwischen verstorben und sie hat sich zu einer wundervollen Schönheit entpuppt. Ich glaube, die Macht der Liebe hat mich verzaubert. Wir hatten uns vor einigen Tagen ganz überraschend in der Stadt getroffen und kurz einen Champagner zusammen getrunken. Sie hatte aber einen wichtigen Termin und so haben wir uns für heute verabredet. Ich bin sehr gespannt, wie das weitergeht. Nun ist es dreizehn Uhr, lassen Sie uns die Heimreise antreten«, meinte Rocky. So zahlten wir unser Essen, Helm auf und los ging die Fahrt.

Als Werner zuhause ankam, war ich einigermaßen abgearbeitet. Ich hatte den ganzen Nachmittag Hausputz getätigt, weil unsere Raumpflegerin sich plölzlich krankgemeldet hatte. Wir aßen kurz Abendbrot, erledigten noch einige wichtige Büroarbeiten und beendeten das Wochenende mit dem obligatorischen Plausch im Wintergarten. Werner berichtete mir, gleichlautend meiner Informationen, über das Liebesdrama von Rocky und dass seine Ehefrau ihn finanziell unterstützen wolle. »Dann bekommen wir hoffentlich bald unser Geld«, warf ich ein. »Ich auch«, meinte Werner dazu und nahm mich liebevoll und freundschaftlich zugleich in den Arm und küsste meinen Mund fast leidenschaftlich wund … »Du bist immer noch meine ganz große Liebe, und ich bin froh, dass du mir durch die Zeit unserer Trennung vor Jahren eine neue Chance gegeben hast. Aber ich habe dich auch bis heute wahrlich nicht enttäuscht«, sah mich Werner fragend an. »Nein, nein, du hast mich nicht enttäuscht, es ist alles bestens mit uns«, und ich tippte seine Nase liebevoll an.

In der Tat, unsere Ehe war durch die Widerwärtigkeiten des Lebens zu einer intakten, auch freundschaftlichen Beziehung geworden und von dem einzigartigen Element getragen, sich sprachlos zu lieben. Für uns beide eine verlässliche Grundlage auf unserem Lebensweg. Wenngleich der dramatische Unfall von Werner, das Koma und die Kopfoperation vor unserem Kennenlernen inzwischen eine Epilepsie durch die Vernarbung im Gehirn hervorgerufen hatte. Werner musste dieserhalb zur Unterdrückung der Anfälle einiges an Medikamenten nehmen und war mit zunehmendem Alter auch nicht mehr so leistungsfähig. Aber er hatte den Betrieb mit sehr guten Leuten bestückt, sodass er mehr und mehr nur noch leitende Funktionen wahrnahm und dazu reichte seine Kraft allemal aus und sein Plan schien aufzugehen, zwischen dem 55. und 60. Lebensjahr in den Ruhestand zu gehen und den Betrieb abzugeben, weil Anna einen anderen beruflichen Weg gehen wollte. Wir hatten einen tüchtigen jungen Meister im Betrieb, den sich Werner systematisch heranzog und der auch die Qualitäten einer Selbstständigkeit in sich trug. Er war einmal sehr genau, tüchtig, und er war Visionär. Ideale Voraussetzungen, um einmal diesen Betrieb weiterzuführen, wie Werner befand.

Szenenwechsel

Die Protokollabnahme zu Rockys Neubauten erfolgte kürzlich. Seine Eltern waren inzwischen eingezogen und fühlten sich pudelwohl, wie sie Werner wissen ließen. Einige Zeit später erhielten wir die Restzahlung und das Bauvorhaben war für uns vollkommen abgeschlossen.

Szenenwechsel

Rocky und Susi waren ein strahlendes Paar. Das konnten wir jetzt mit eigenen Augen sehen, als wir die beiden bei unserem Stamm-Italiener in der Altstadt trafen. Der Strahlemann Rocky hatte wieder seine Hochform gefunden. Die blauen Augen funkelten uns glücklich an. Offenbar ist seine »alte Liebe« zu Susi wieder entbrannt, dachte ich.

Und Susi – am achten Tag muss Gott Susi erschaffen haben, überschlugen sich meine Gedanken. Halb Bäuerin, halb Sexbombe, ist Susi der perfekte Stoff für Tagträume, eine mythische Verführerin mit einer Figur, so erhaben, dass man in einen Fels beißen möchte. Susi ihrerseits konnte das große Glück offenbar gar nicht recht fassen. Sie wirkte zurückhaltend, eher abwartend, ob sie dem Casanova Rocky Glauben schenken sollte oder ob sie nur eine »Lückenbüßerin« war. Wenn er etwas über seine Liebe zu ihr sagte, wenn er euphorisch von gemeinsamer Zukunft sprach, hörte sie es sich erst einmal sprachlos an und dachte sich offenbar ihren Teil. Und sie tut gut daran, erst einmal vorsichtig zu sein, dachte ich insgeheim.

»Wir feiern bald unseren gemeinsamen Einzug«, erklärte uns Rocky, »und Sie werden natürlich dabei sein. Den Termin werden wir rechtzeitig bekannt geben.« »Ich muss erst einmal meine Wohnung kündigen«, warf Susi ein, »so schnell geht das alles gar nicht. Du schmiedest Pläne und alles muss nach deinen Vorstellungen ablaufen. Gut Ding braucht Weile«, meinte Susi.

»Für mich ist das alles sonnenklar«, antwortete Rocky kurz, »bei dir doch hoffentlich auch?«, wandte er sich an Susi. »Meine Scheidung wird in Kürze rechtskräftig und der Weg in eine gemeinsame Zukunft ist für uns vollkommen frei«, und küsste Susi kurz auf ihren geschlossenen Schmollmund.

»Du hast jetzt eine Aussage unter Zeugen getätigt«, versuchte ich Susi zur Seite zu stehen, denn sie war ziemlich überrascht und ohne Worte über seine Aussagen, die sich bitterernst anhörten.

Der Ober servierte uns das bestellte Essen, und wir gingen zum lustigen Smalltalk über, was sicher auch die zwei Gläser Wein, die wir inzwischen intus hatten, bewirkten. Werner und ich hatten zu Beginn festgelegt, wer den Wagen nachhause steuert. Also für mich keinen Tropfen Alkohol mehr, war die Marschrichtung, und ich bestellte mir sogleich eine Flasche Tafelwasser. Gegen 23.00 Uhr verabschiedeten wir uns schließlich und fuhren umgehend nachhause.

»Dieser Rocky ist ja immer für Überraschungen gut«, meinte Werner, »und die Frauen dazu findet er gleichzeitig. Ich bewundere ihn schon ein bisschen, denn das Glück steht ja offenbar auf seiner Seite.« »Ich glaube fast, dass es ein ›Strohfeuer‹ ist«, gab ich Werner zu bedenken. »Wenn er sie in seinem neuen Hause sicher weiß, wird er bald wieder sein eigenes Ding machen. Da kann auch die legendäre Schönheit von Susi nichts daran ändern«, gab ich Werner zu verstehen. Werner gab mir darauf zur Antwort: »Aber die Faszination, die Susi auf Männer ausübt, ist selbst schon wieder ein Faszinosum, dem sich Rocky gar nicht widersetzen kann.« »Also, ich bleibe dabei, dieser Tiger lässt sich nicht zähmen, sein Naturell ist auf ›ständiges Jagen auf neue Frauen‹ ausgerichtet. Hast du eigentlich beobachtet, wie Rocky mich geschickt anblitzte und seine Beine fuchtelten unruhig gegen meine, so als wolle er mir zu verstehen geben: ›Du bist die Nächste!‹ Ich schüttelte nur unverständlich meinen Kopf und signalisierte ihm: ›No.‹ Was meinst du, was er dazu sagte: ›Ach komm‹, und es passte wunderbar in die Unterhaltung, sodass niemand es wirklich mitbekam. Aber ich hatte es ganz klar verstanden, weil er mich zunächst anblickte und dann seine Susi, wobei jeder von euch denken musste, Susi sei gemeint. Welch ein ›Flammenwerfer‹ «, sagte ich zu Werner. Er schüttelte fast ungläubig den Kopf mit der Bemerkung: »In diese Mentalität kann ich mich einfach nicht hineindenken und das sollte auch nicht unser Problem sein«, meinte Werner und lenkte geschickt auf den morgigen Bürotag über.

Wir besprachen noch kurz, was im Büro wichtig sei. Dann zogen wir uns ins Schlafgemach zurück. Dabei machte mir Werner an diesem Abend eines der schönsten Komplimente unserer Ehe, so als wäre ich eine ganz Große von Hollywood: »Wahrlich, deine kurvenreiche Schönheit ist legendär und deine Intelligenz gefürchtet.« »Ja, aber ich esse so gerne«, antwortete ich darauf. »Wie kann jemand auch sexy sein, der nicht gerne isst?«, gab mir Werner zu verstehen. Wahrlich Essen konnte ich schon immer gut, hatte aber doch jetzt, jenseits der vierzig, um ein Paar Kleidergrößen zugenommen. Zugutekam mir, dass ich lang gewachsen und sich die Pfunde recht gleichmäßig bis in die Fingerspitzen verteilten. Also auch meine Ringe für die Finger musste ich erweitern lassen.

Szenenwechsel

Tatsächlich, Rocky lud uns wenige Monate später zu einer – offiziell betitelt – Einzugsparty ein. Was ich da sah, übertraf nochmals alles bisher an hübschen Häusern Gesehene. Ein mondänes Haus mit vielen Raffinessen, über extravagante Kunst bis hin zu Bang & Olufsen-Fernseher/Telefonanlage/ Audio-System mit Dolby-Digital-Surround-Sound-Aufstellung und, und, und …

Rocky kam in bester Partylaune auf uns zu, gleichzeitig Susi in einem perfekt auf ihren Körper angepassten faszinierenden Kleid.

Wir begrüßten beide und übergaben den von ihnen ausgewählten Designerstuhl, den ich hübsch mit passenden Schleifen originell drapiert hatte und dabei hatte ich, als ob es so sein sollte, genau das Farbenspiel von Susis Kleid getroffen. Sogleich bestand ich darauf, ein Foto von Susi auf dem Stuhl später machen zu dürfen. Rocky war von der Idee begeistert, nahm mich zur Seite, ging mit mir in die unteren Räume, um mir das Schwimmbad zu zeigen und erzählte mir leise, dass er vorhabe, sich mit Susi heute Abend noch zu verloben, sie wisse aber rein gar nichts davon und ich solle dann entsprechende Fotos schießen. »Okay«, signalisierte ich, »den Part übernehme ich.«

Werner war inzwischen mit Susi in den Wohnraum gegangen, um den anderen Gästen vorgestellt zu werden. Rocky und ich folgten dem gleichen Ritual einer Gästeschar von vielleicht 15 Personen. Nachdem mir ein Glas Champagner gereicht wurde, stellte ich mich zu Werner und dem Architekten Wilhelm, meine Kamera griffbereit am anderen Handgelenk hängend. Da plötzlich postierte sich Rocky aus der Runde vor seine Gäste und sprach mit seinem ganzen Charme ein paar nette Worte, dann bat er die »Schöne der Nacht«, wie er sie augenblicklich titulierte, zu sich. Er fuhr dann fort: »Liebste Susi, wir kennen uns nun schon so viele Jahre, mit Unterbrechungen wohlgemerkt, in denen du immer nur hübscher geworden bist, heute nun frage ich dich, ob du meine Frau werden willst? Du musst mir jetzt gar nicht antworten, ich möchte dir aber den Ring der Liebe, das Zeichen für Ewigkeit und Verbundenheit und ein Symbol für Zusammengehörigkeit, an die linke Hand stecken. Wer ihn erhält, bekommt das Versprechen: Wir gehören zusammen.« Dabei nahm er den zweifarbigen Trauring von TeNo – modern, zeitlos, edel – und Susi reichte ihm fast überrumpelt und mechanisch die linke Hand, der er den Ring sanft überstreifte. Dann gab er ihr den zweiten Ring und sie streifte ihn an seinen linken Ringfinger. Rocky zog Susi an sich und die beiden versanken in einem innigen Kuss.

Meine Kamera klickte dazu viele Male während des Prozederes. Dann nahm ich den Designerstuhl, bat Susi sich darauf zu setzen, während Rocky sich neben ihr als besonderer Charmeur mit den Worten postierte: »Überall auf der Welt sieht man großartige Frauen, aber deine Schönheit, Susi, ist von besonderer Art, deine Kurven sind gottgegeben und deine Figur, dein Wesen haben die Gabe, Menschen für sich restlos einzunehmen.«

Die anwesenden Gäste waren gerührt von der einzigartigen Show und klatschten in tosendem Beifall. Susi erhob sich anmutig und sprach zu Rocky ein paar Worte, der anschließend im CD-Player im Dolby-Surround-Sound einen Tango auflegte und Susi zum Tanz bat. Die beiden waren ein wahrlich außergewöhnliches Paar und Rocky blitzte seine Susi leidenschaftlich und charmant an, so als habe es Hedwig nie gegeben.

Ob Rocky dieses Glück wirklich festhalten kann? Ich bezweifelte es jedenfalls.

Werner schaute mich gelöst, fröhlich an, und ich signalisierte, dass ich gerne tanzen möchte.
Feuer und Leidenschaft, Schmerz und Trauer, Melancholie und Sehnsucht, all diese starken Gefühle kamen in diesem Tango zum Ausdruck.

Am Ende dieses Tango Argentino eröffnete Rocky mit ein paar netten Worten unmittelbar das Büfett. Köstlichkeiten vom Feinsten mundeten den ausgewählten Gästen. Getränke in einer reichhaltigen Palette, wie Rotwein, Weiswein, Prosecco, Bier, diverse alkoholfreie Getränke und Tafelwasser, rundeten den Abend ab.

Werner und ich konnten sogar neue geschäftliche Kontakte knüpfen. Für uns ein glücklicher Abend, den wir in der Frühe des nächsten Tages verließen.

Szenenwechsel

Rocky hatte sozusagen ein Techtelmechtel mit seiner jungen Hausgehilfin begonnen, das Susi hinter verschlossenen Türen mitgehört und cool plötzlich in den Raum hinzu trat. Rocky war geschockt und versuchte in seiner Blendernatur mit Charme und vielen Ausreden Susi zu beschwichtigen. Diese nahm ihren Verlobungsring und warf ihm diesen vor die Füße mit den Worten: »Besinne dich deiner Märchen und finde den Weg auf eine Ebene der Realität, um andere zu schätzen und von ihnen geschätzt zu werden. Deine Art, dein mieses Karma, andere versteckt bis zu einem gewissen Punkte Irrwege zu führen, ist wahrlich zu kurz gedacht. Das Leben erfordert Disziplin und Toleranz gegenüber dem Partner und den Mitmenschen. Befreie dich aus dem Sumpf deiner unehrlichen Gedanken, nur so kannst du in eine geordnete Laufbahn zurückfinden. Das ist deine einzig wahre Chance.«

Sogleich packte Susi ihre Koffer und verließ die Villa in Windeseile, denn noch hatte sie ihre Wohnung nicht aufgelöst. Rocky folgte ihr verzweifelt, aber sie ließ ihn nicht in ihre Wohnung und sich auch auf gar kein Gespräch mehr mit ihm ein. Sie bestellte eilig ihren Freund Waldemar, der Rocky aus dem Treppenhaus vertrieb. Für sie war die mangelnde Aufrichtigkeit und Wahrhaftigkeit Grund genug, ihm eine Lektion für den Rest seines Lebens zu erteilen und sich für alle seine Kränkungen, auch aus den Jugendjahren, zu revanchieren. Rocky traf es erstmals in den Lebensnerv, er war plötzlich ganz alleine auf sich gestellt und musste erdulden, wovor er immer Angst hatte, alleine in einem riesigen Anwesen draußen auf dem Lande zu sein …

Zur Autorin:

Wenn Sie über die Autorin mehr erfahren wollen, sie hat als erstes Werk die Autobiografie „55 Jahre Lebensvisionen" geschrieben, die voraussichtlich zur Frankfurter Buchmesse 2007 erscheinen wird. Gerda Gutberlet-Zerbe ist eine bürgerlich aufgewachsene Frau, die Beruf, Familie hat und latenten Neigungen nachgeht und sie zu einer ansprechenden Fähigkeit entwickelt.
Ihre Begeisterung findet sich in der leidenschaftlichen Ausdrucksform wieder. Die Entwicklung ihrer Neigungen führt sie zur Erkenntnis, die sie selbst manchmal in Erstaunen versetzt, was sie weiter motiviert, mit neuen Arbeiten nach vorne zu schauen: Mein Leben ist dynamisch, packend und reizvoll wie niemals zuvor - gerda.zerbe@gmx.de

Illustration:
Spätherbst–Baum im Sonnenuntergang
von Jutta Reinfeldt: jutta.reinfeldt@web.de